高等职业教育医学卫生类专业系列

供助产、护理、康复等专业用

新形态教材

母 婴 保 健

主　编　刘雨晴　王　芬
副主编　吴淑君　李巧会

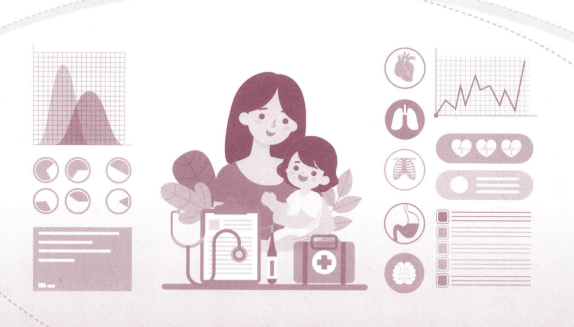

重庆大学出版社

国家一级出版社
全国百佳图书出版单位

内容提要

本书为新形态一体化教材，全书共9章，内容包括绪论、妊娠前期保健、妊娠期保健、分娩期保健、产褥期保健、哺乳期保健、新生儿期保健、婴儿期保健和实训指导。同时，本书还配有丰富的数字学习资源，包括案例、图片、PPT、文档、视频、动画、知识拓展、在线测试、思维导图等，便于读者深度学习。

本书主要供高职高专院校助产、护理、康复类等专业学生学习使用，也可作为"1+X"母婴护理职业技能等级证书考试用书，还可作为妇幼保健机构工作人员的参考用书。

图书在版编目（CIP）数据

母婴保健 / 刘雨晴，王芬主编 . -- 重庆：重庆大学出版社，2024.9. --（高等职业教育医学卫生类专业系列教材）. -- ISBN 978-7-5689-4622-3

I. R17

中国国家版本馆 CIP 数据核字第2024PA7601号

母婴保健

MUYING BAOJIAN

主　编　刘雨晴　王　芬
副主编　吴淑君　李巧会
策划编辑：袁文华
责任编辑：张红梅　　版式设计：袁文华
责任校对：王　倩　责任印制：赵　晟
*
重庆大学出版社出版发行
出版人：陈晓阳
社址：重庆市沙坪坝区大学城西路 21 号
邮编：401331
电话：（023）88617190　88617185（中小学）
传真：（023）88617186　88617166
网址：http://www.cqup.com.cn
邮箱：fxk@cqup.com.cn（营销中心）
全国新华书店经销
重庆紫石东南印务有限公司印刷
*
开本：787mm×1092mm　1/16　印张：7.5　字数：179 千
2024 年 9 月第 1 版　　2024 年 9 月第 1 次印刷
印数：1—2 000
ISBN 978-7-5689-4622-3　定价：32.00 元

母婴保健是高职高专助产专业课程体系中的一门重要课程，旨在让学生掌握母婴不同时期的生理、心理及社会特点，据此进行保健指导，从而为今后在各级医疗机构和社区卫生服务中心从事母婴保健工作打下坚实基础。

本书按照全国高职高专院校助产、护理、康复类等专业教材建设指导委员会的指导思想和整体要求，以高职高专助产专业的培养目标为依据，以提高学生职业技能和职业道德为重点，坚持思想性、适用性、科学性、启发性、先进性相结合的原则编写而成。本书充分体现岗位需求的特点，在内容编写上与护士执业资格考试大纲相衔接，与"1+X"母婴护理技能等级证书相融合，全面渗透"岗课赛证"，理论知识以"必需、够用"为度，精选教材内容，追踪新技术、新进展、新指南，更新专业知识，力求满足岗位需要、学习需要、教学需要和社会需要。

本书根据母婴不同时期的特点，将内容序化为绪论、妊娠前期保健、妊娠期保健、分娩期保健、产褥期保健、哺乳期保健、新生儿期保健、婴儿期保健、实训指导九大部分，并配有丰富的数字学习资源，包括案例、图片、PPT、文档、视频、动画、知识拓展、在线测试、思维导图等，便于读者深度学习。

本书主要供高职高专院校助产、护理、康复类等专业学生学习使用，同时也可作为"1+X"母婴护理技能等级证书考试用书，亦可作为妇幼保健机构工作人员参考用书。

由于编者的水平有限，书中难免存在不足之处，恳请专家、师生、读者谅解并给与指正，为今后进一步修订提供参考和依据。

编 者
2024 年 6 月

MULU **目 录** ✚

学习目标

1. 了解母婴保健的现状和发展趋势。
2. 熟悉母婴保健的概念、工作范围和任务。
3. 培养全面认知母婴保健的能力，关爱母婴，呵护母婴健康。

案例导学

周女士，26岁，今年9月与丈夫结婚，度过3个月的新婚期，夫妻双方决定为小家庭增添一个宝宝。可是夫妻俩对怀孕生子感到忐忑不安，不知道该去哪里咨询。

请思考：

1. 周女士夫妇可以到哪些机构进行保健咨询？
2. 母婴保健工作的具体任务有哪些？

母婴保健是针对妇女生育和婴儿生长的特殊生理时期进行的预防保健工作，属于预防医学的范畴，是妇婴保健的主要内容，是我国卫生事业的重要组成部分。

本章思维导图

本章课件

母婴保健概述

第一节　母婴保健工作概述

一、母婴保健工作的范围和任务

（一）母婴保健工作的范围

母婴保健工作是以保健为中心，以临床为基础，以保健和促进生殖健康为目的，实现保健和临床相结合，多学科参与的系统工程。

母婴保健工作的范围是研究母婴各个时期生理、心理、社会和行为特点，确定保健目的，应用科学的、恰当的保健措施和方法，提供保健服务和帮助，促进母婴健康。母婴保健的服务对象是妇女和婴儿，重点是孕妇、产妇、新生儿和婴儿。

（二）母婴保健工作的任务

1. 开展健康知识教育　通过健康知识教育，普及优生优育及科学育儿知识，提高孕产妇自我保健意识和能力。

2. 进行孕前保健　以提高人口出生素质、减少出生缺陷和先天残疾发生为宗旨，为计划怀孕的夫妇提供健康教育与咨询，进行健康状况评估和健康指导。

（1）孕前咨询和指导：遗传与优生、备孕常识、孕前身体心理准备等知识的指导和咨询。

（2）孕前医学检查：严重遗传性疾病、指定传染病、有关精神病等生育疾病的医学检查。

3. 开展孕产期系统保健服务　在整个妊娠期、分娩期和产褥期围绕母婴健康和安全，向妇女提供全程、系统的医疗保健服务。

（1）妊娠期保健：①为孕产妇建立保健手册，进行系统、规范的产前检查。②为孕产妇提供营养、卫生、心理等咨询和医学指导。③对胎儿生长发育进行监护，提供咨询和医学指导。④筛查高危因素，对高危孕妇进行密切监护、随访，提供医疗保健服务；及时处理危险因素；诊治妊娠合并症和妊娠并发症。

（2）分娩期保健：①普及科学接生的方法，推行人性化服务理念，为产妇和胎儿进行全程监护，为孕产妇提供科学安全的分娩技术服务。②对新生儿进行评估和处理。

（3）产褥期保健：①定期产后访视，指导产妇形成科学、健康的生活方式。②对产妇进行健康评估，开展产后营养、卫生、心理指导。③推行母乳喂养。④对产妇及家属进行生殖健康教育，提供避孕指导。⑤指导婴儿护理和科学育儿。

4. 做好新生儿期保健

（1）开展新生儿访视，对新生儿进行健康评估和保健指导。

（2）按免疫计划进行预防接种。

5. 开展婴儿期保健

（1）建立儿童保健手册，定期进行健康检查，监测婴儿的生长发育。

（2）指导科学喂养，科学育儿。

（3）按免疫计划进行预防接种。

（4）做好婴儿常见病、多发病的防治工作。

二、母婴保健工作的重要性

母婴健康是人类健康持续发展的前提和基础。母婴健康的相关指标既是国际公认的最基础的健康指标，也是衡量社会经济发展和人类发展最基础的健康指标。孕产妇死亡率、婴儿死亡率和人均期望寿命是衡量一个国家卫生事业发展的三大指标，母婴健康状况不仅反映其本身的健康问题，还反映社会、人群的整体健康水平和整个国家的政治、经济、文化水平。

母婴健康直接关系着社会稳定、家庭稳定、儿童生存与发展，对提高全民健康水平、推动国家社会经济可持续发展、构建社会主义和谐社会具有全局性和战略性意义。

母婴保健工作的重要性主要体现在以下几个方面。

1. 母婴保健工作是提高人口素质的前提　关注母婴健康，做好母婴保健工作，加强婚前保健、孕前保健、孕产期保健、婴儿保健和早期干预等综合性防治措施，可以推进妇女生殖健康，提高人口出生质量，保障婴儿健康成长，是母婴保健工作的重要任务，关系着民族的希望和未来。

2. 母婴保健工作是家庭幸福、社会和谐的基石　家庭是构成社会的基本单位，每个新生命的孕育和诞生都会给家庭带来幸福和快乐，是维持家庭稳定的核心。有了家庭的幸福与安宁，社会的和谐与稳定才有基础。

3. 母婴保健工作是我国卫生保健事业发展的体现，也是我国医学发展和社会文明进步的标志　在国际社会，孕产妇死亡率、婴儿死亡率和 5 岁以下儿童死亡率是衡量社会发展的重要指标。孕产妇死亡率可直接反映孕产妇保健质量的高低，婴儿死亡率可反映婴儿健康水平、妇婴保健水平和医疗服务水平，两者与社会经济状况、生活环境直接相关。

随着我国卫生事业的快速发展和人民生活水平的提高，以及生物医学模式向生理—心理—社会医学模式的转变，我国卫生保健体系越来越健全，人们对母婴保健的需求越来越高，对孕产妇身心健康与婴幼儿的健康成长越来越关注，母婴保健事业得到很大发展，已成为我国医学发展和社会文明进步的标志。

第二节　母婴保健机构概述

一、母婴保健工作的专业组织机构

（一）母婴保健专业机构

经卫生行政部门批准并登记注册的各级妇幼保健机构及有关医疗保健机构是我国母婴保健的专业技术服务机构。妇幼保健院除提供较高水平的母婴保健服务外，还负责本行政区域内的母婴保健技术服务工作。从事母婴保健工作的专门机构受上级专业组织机构的业务指导。

（二）母婴保健网的三级机构

我国的母婴保健三级机构从下到上形成城乡三级妇幼保健网（即母婴保健网），其基本组成在城市为市、县（区）、街道（社区）的妇幼保健机构及有关医疗保健机构，省、市妇幼保健机构以及医疗机构即为母婴保健网的三级机构，县（区）级妇幼保健机构以及医疗机构为二级机构，县（区）以下的母婴保健机构成员为一级机构；在农村为县、乡、村三级妇幼保健机构及有关医疗保健机构。完善的母婴保健网承担城乡母婴保健的服务性工作，此三级保健网可以为母婴保健工作提供组织保证。

二、母婴保健工作的管理机构

（一）母婴保健工作的行政管理机构

各级卫生行政管理部门的妇幼健康管理部门负责管理母婴保健工作，如原国家卫生国务院卫生行政部门主管全国母婴保健工作，县级以上的卫生行政管理部门负责管理和协调所辖区域内的母婴保健工作。

（二）母婴保健工作的技术管理机构

各级妇幼保健机构都有技术管理的职能，该系统在行政管理系统的领导与指导下，贯彻实施行政管理部门制订的计划和规划，运用技术管理的方法，实行卫生保健服务的质量保证及控制。

三、母婴保健工作的统计和评价指标

母婴保健工作的统计包括5个基本程序：说明目标、确立定义和测量标准、资料收集、资料分析及结果报告。对覆盖面很广的母婴保健工作，在实际工作中难以做到对全体服务对象进行统计调查，因此常对相关资料进行收集、观察、统计、分析，以了解母婴保健工作的总体情况并作出评价。母婴保健工作统计和评价的内涵丰富，可根据不同的需要选用不同的指标体系。母婴保健工作的评价指标体系包括：孕产妇保健工作指标体系、婴儿保健工作指标体系、计划生育工作指标体系、母婴卫生服务及管理工作指标体系等 4 个方面，每个指标体系包括多项指标。

第三节 母婴保健工作的现状与发展趋势

一、母婴保健工作的现状

《中华人民共和国母婴保健法》第四条规定："国务院卫生行政部门主管全国母婴保健工作，根据不同地区情况提出分级分类指导原则，并对全国母婴保健工作实施监督管理。"《中华人民共和母婴保健法实施办法》第六条规定："各级人民政府应当将母婴保健工作纳入本级国民经济和社会发展计划，为母婴保健事业的发展提供必要的经济、技术和物质条件，并对民族地区、贫困地区的母婴保健事业给予特殊支持。县级以上地方人民政府根据本地区的实际情况和需要，可以设立母婴保健事业发展专项资金。"

目前，我国母婴健康水平明显提高，妇幼卫生机构不断增多，保健人员队伍不断扩大。

（一）法律逐步完善

1995 年 6 月 1 日起施行的《中华人民共和国母婴保健法》是中华人民共和国成立以来第一部母婴保健专门法律，也是我国母婴保健史上的一个里程碑。之后陆续颁布了《中华人民共和国母婴保健法实施办法》《母婴保健监督行政处罚程序》，标志着我国妇幼卫生事业由行政管理进入法治轨道。

目前，我国实行母婴保健技术服务机构执业许可审批制度和母婴保健技术服务人员资格考核制度，开展母婴保健专项技术服务的机构必须取得《母婴保健技术服务执业许可证》；从事母婴保健专项技术服务的执业人员必须依照《中华人民共和国母婴保健法》的规定取得相应资格。

（二）工作方针明确

2023 年 7 月 20 日修订的《中华人民共和国母婴保健法实施办法》第五条规定：母婴保健工作以保健为中心，以保障生殖健康为目的，实施保健和临床相结合，面向群体、面向基层和预防为主的方针。

（三）服务领域不断拓展

母婴保健已由医学保健拓展到心理、社会保健，由维护母婴安全拓展到维护母婴健康，以及满足母婴的生理、心理和社会需求。更多的先进手段用于母婴保健领域，母婴保健工作比以往更具有科技含量。民众获取保健知识不再局限于面对面的讲授方式，网络平台提供了更多渠道，例如，网站、手机应用程序等提供各种线上母婴保健知识的传授和交流机会；孕婴会所、月子中心、产后康复中心等途径提供了更多、更便利的母婴保健服务。

（四）专业技术服务质量稳步提高

目前，我国已形成布局合理，能覆盖省、市、县到基层稳定的三级母婴保健网。母婴保健工作是一项技术性很强的工作，直接关系到公民的健康权、生育权、生命权。各级政府投入大量的人力和物力，开展母婴保健领域的教育和科学研究，培训母婴保健专业人员，不断推广新的保健服务理念和技术。母婴保健工作受到各级政府的重视，组织、协调、监督相关部门，将母婴保健纳入经济和社会整体发展规划，使工作有序进行。

（五）面临的问题和挑战

（1）母婴保健工作在城乡、地区和人群之间存在明显差异，改善西部地区、农村地区及流动人口的母婴健康状况是今后母婴保健工作的重点和难点。

（2）部分地区母婴保健体系建设滞后，服务网络建设不健全，人才队伍整体素质有待提高。基层母婴保健服务能力不强，服务质量不高，尤其是贫困山区、边远地区和民族地区，母婴保健服务普及性差，利用度不高。

（3）母婴健康问题仍然突出，重大疾病仍严重威胁母婴的身心健康。例如，生殖系统感染、乳腺癌、宫颈癌、梅毒、艾滋病等发病率逐年上升，严重威胁广大妇女的身心健康；艾滋病等的母婴传播严重威胁子代健康；早产、肺炎等仍是婴儿死亡的主要原因；随着婴儿死亡率下降，出生缺陷作为公共卫生问题日益凸显。

（4）投入不足，尚未建立稳定的母婴保健投入和补偿机制。

二、母婴保健工作的发展趋势

（一）母婴保健工作将成为世界性行为

国际卫生组织（World Health Organization，WHO）目标：21世纪"人人享有生殖健康服务"，要求各国政府对各个年龄段所有人提供生殖健康服务，为母婴保健工作的发展提供了难得的机遇。我国政府十分重视指标的完成及国际承诺，各级政府增加财政投入，其中某些项目已取得显著成绩。

目前全世界对人口问题已达成共识，就是必须在实现经济增长、消除贫困、普及文化教育、提高妇女地位、促进经济和社会全面发展及保护环境的大框架下优化人口问题。仅靠减缓人口增长速度来解决人口问题的主张已经被淘汰，人口工作正从以"量"为中心向以"质"为中心转化。

（二）母婴保健服务的制度体系更加完善，服务更加规范

随着社会的发展、法律体系的健全和法律知识的普及，广大妇女儿童依法获得保健服务的需求和维护自身权益的意识不断增强，促使母婴保健服务的制度体系更加完善、服务更加规范。

（三）母婴保健服务由防治疾病向促进健康发展

传统、单一的母婴保健模式已经不能满足人们在生殖健康领域不断增长的需求，更多的集医疗、预防、保健为一体的新型母婴保健机构不断涌现，新的母婴保健项目、方式、方法也不断涌现。各级妇幼保健机构根据区域内卫生资源情况、医疗需求情况及自

身情况，选择适合自身发展的模式，坚持保健与临床相结合的服务意识，创新性开展服务，不断提升服务质量，满足大众对母婴保健服务的需求。

（四）母婴保健更趋于服务模式人性化、服务内容个性化、服务方法科学化

目前，不断试行和推广更加人性化的分娩模式，例如，建立温馨家庭式的分娩中心，实行陪伴分娩、自由体位分娩、整体式助产、分娩镇痛等，有利于促进自然分娩，提高自然分娩率；孕产妇心理调适、产褥期母婴护理、婴幼儿早期教育等，不断满足母婴个性化保健需求；计划受孕、产前疾病筛查、孕产期监测、科学育儿等，体现了服务方式的科学化。

【直击护考】

参考护士执业资格考试大纲，本章可能出现的考点是：母婴保健的工作任务。

本章自测题

第二章　妊娠前期保健

学习目标

1. 掌握妊娠前期的保健措施。
2. 熟悉妊娠前期的保健目的。
3. 了解妊娠前期妇女的生理、心理和社会特点。
4. 能熟练地进行妊娠前期的保健指导。
5. 具有耐心服务的意识和良好的沟通能力。

案例导学

王女士，28岁，婚龄1年半，婚后因工作关系一直口服避孕药避孕，有吸烟史。现夫妻俩打算半年内怀孕。

请思考：

1. 备孕期间应进行哪些检查？
2. 为了生一个健康的孩子，夫妇双方需要做哪些准备？

受孕是新生命的开始，而生命的质量与遗传因素、父母的健康状况、配子的质量、受孕时的环境以及围生（产）期的生活环境有着密切的关系。因此，妊娠前期保健尤为重要。

妊娠前期保健即孕前保健，通过评估和改善计划妊娠夫妇的健康状况，可减少或消除导致出生缺陷等不良妊娠结局的危险因素，预防出生缺陷的发生，提高出生人口的素质。

妊娠前期保健应当在妇女计划受孕前3～6个月开展，是优生工作的首要环节。

本章思维导图

本章课件

妊娠前期保健

第一节　妊娠前期母体的特点

一、妊娠前期母体的生理特点

女性一般自 14～15 岁开始就具备了生育能力，从 18 岁开始进入性成熟期，持续约 30 年，但受营养、环境、健康状况等因素影响，生育年龄可能延后。妊娠前期妇女正处于性成熟期，具有以下特点。

1. 身体发育成熟　妊娠前期妇女全身各系统及器官均已发育成熟，并具有良好的生理功能，能够承受妊娠给全身各系统和器官增加的负担。

2. 生殖器官发育成熟　性成熟期是卵巢的生殖和内分泌功能最旺盛的阶段，卵巢有周期性排卵并分泌性激素，排卵的时间一般在下次月经来潮前 14 天左右。此时期子宫长 7～8 cm，宽 4～5 cm，厚 2～3 cm，重约 50 g，容量约 5 mL，宫体与宫颈的比例为 2：1。生殖系统在卵巢激素的作用下发生周期性变化。卵巢周期性排卵和生殖器官发育成熟为妊娠创造了良好的条件。

3. 神经内分泌调节功能完善　性成熟期，下丘脑 - 垂体 - 卵巢轴的调节功能稳定，使机体神经 - 内分泌调节保持平衡，各系统器官生理功能协调一致，为妊娠做好了准备。

二、妊娠前期母体的心理及社会特点

妊娠前期的妇女往往处在家庭生活和事业发展的初期，既要经历夫妻之间的磨合过程，又要面对工作上的激烈竞争；再次计划妊娠的家庭则还要考虑家人对胎儿性别的期待、原有子女对新生命的接纳程度、经济压力等方面的问题，她们在对未来生活充满希望的同时，也承受着来自社会和家庭的双重压力。

（一）心理特点

1. 幸福和自豪　绝大部分妊娠前期的妇女对妊娠有充分的心理准备，表现出积极的情感反应，为自己即将成为母亲而感到幸福和自豪。

2. 焦虑　部分迫切渴望妊娠但又迟迟未孕的妇女，可能会因为害怕自己患有生殖系统疾病或不孕症，担心自己不能正常生育而出现期待性焦虑和紧张情绪。个别对性别有期待的家庭，妇女可能会为自己能否怀上让家庭成员满意的孩子而焦虑不安。

3. 抑郁　个别妇女与家庭成员在生育意愿上可能存在分歧，因是否妊娠而出现矛盾、冲突，所以对妊娠持被动、消极态度，情绪抑郁。

（二）社会特点

妊娠前期夫妻双方及家庭成员的关系、工作和学习的压力与紧张度、家庭经济基础等因素都会对妊娠产生影响。

1. 家庭支持　初次计划妊娠的夫妻双方及与对方家庭成员之间容易产生摩擦或误会，都需要进一步了解和相互适应；再次准备妊娠的妇女面临着更多的家庭问题，沟通不良容易影响家庭和睦。

2. 工作压力　来自工作的压力及社会支持的缺乏会增加妊娠前期妇女的压力。

3. 经济基础　新生命的到来会增加家庭各项经济支出，导致经济上的拮据。

第二节　妊娠前期的保健内容

一、保健目的

（1）筛查遗传性疾病，排除不宜妊娠或应暂缓妊娠的疾病。

（2）做好妊娠计划，合理安排受孕。

（3）做好妊娠前期的各项准备工作，消除环境中有害因素的影响。

二、保健措施

（一）检查与监测

孕前检查是妊娠前期保健的重要内容，计划怀孕的夫妇应在妊娠前 3 ～ 6 个月到妇幼保健机构或医疗机构进行孕前检查，对身体健康状况及是否适宜妊娠做出初步评估。

1. 病史采集　了解孕前夫妇及双方家庭成员的健康状况，重点询问与婚育有关的月经史、婚育史、疾病史、家族史、遗传病史、生活方式、饮食习惯、营养状况、职业状况、居住和工作环境、社会心理状况等。

2. 体格检查　①一般情况：生命体征、营养、发育、精神状况等；②各系统检查：皮肤、黏膜、毛发、五官、循环、呼吸、消化、泌尿、骨骼、肌肉、四肢等；③男女生殖系统，包括内、外生殖器官：通过体检发现夫妇双方可能存在的重要脏器功能障碍、生殖系统器质性病变或功能障碍、遗传性疾病、内分泌系统疾病、精神疾病及智力障碍等。

3. 常规辅助检查　血常规、血型（ABO 血型系统及 Rh 血型系统）、尿常规、血糖或尿糖、肝功能、乙肝抗原及抗体、心电图、妇科超声波检查等，必要时进行激素测定和精液检查。

4. 专项检查　①遗传性疾病；②感染性疾病；③性传播疾病；④影响生育的其他疾病，如重要脏器疾病、甲状腺功能异常、内分泌疾病、口腔疾病等；⑤生殖系统疾病；⑥免疫因素，如男女双方血型、抗精子抗体、抗心磷脂抗体、抗子宫内膜抗体、狼疮因子等；⑦环境因素，可做微量元素检测或对有异味的环境进行检测。通过询问病史和体格检查，对可能影响生育的疾病进行专项检查、诊断和治疗，避免在疾病状态下妊娠而

国家免费孕前
检查内容

导致流产，胎儿畸形、发育不良或死亡，甚至危及母体健康和生命。

5. 排卵监测　通过测定基础体温，描记体温曲线，观察、记录月经日期，推算排卵时间，检测宫颈黏液的变化规律，进行排卵测试，超声测量卵泡与子宫内膜，激素检测等方法监测排卵情况，为受孕做好准备。

（二）生活与卫生保健指导

1. 制订妊娠计划　科学安排受孕时间是良好孕育的重要环节。

（1）最佳生育年龄：女性最佳生育年龄为 25～30 岁，男性为 25～35 岁。这个时期是男女双方生育功能最旺盛的阶段，生殖细胞质量好且男女双方已经积累了一定的生活经验、社会经验及经济基础，孕育下一代的条件成熟。女性 18 岁以前或 35 岁以后，妊娠危险因素相对增加，难产或其他产科并发症发生率、病残儿出生率、围生儿死亡率都明显增加。女性 35 岁、男性 40 岁以后，生殖功能开始衰退，生殖细胞染色体畸变的概率增加。如已妊娠，建议到有资质的医疗保健机构进行产前诊断，并增加产前检查次数，加强围生（产）期保健。

（2）最佳受孕季节：最佳受孕季节为 7、8、9 月，避开了盛夏酷暑，也避开了冬、春季各种病毒感染的危险。此时秋高气爽、蔬菜和水果等供应丰富，对孕妇补充营养和胎儿大脑发育十分有利。此外，这个时期受孕，预产期为第二年的 4、5、6 月，气候温和，阳光充足，有利于产妇身体恢复、婴儿生长发育和婴儿护理。

知识拓展

如何推算"易孕期"？

可通过月经周期推算、基础体温测定等方法，自我监测排卵，推算"易孕期"。

1. 月经周期推算：可以根据以往 12 个月以上的月经周期记录进行推算。最简单的方法如下：

易孕期第一天 = 最短一次月经周期天数 - 18 天

易孕期最后一天 = 最长一次月经周期天数 - 10 天

2. 基础体温测定：基础体温随着月经周期而变化，在月经期和卵泡期基础体温较低，排卵后体温上升 0.3～0.5℃，一直持续至月经前 1 天或月经第 1 天。基础体温上升前后 2 天是排卵期，此期最易受孕，为"易孕期"。

---

2. 建立健康的生活方式　良好的生活方式是身心健康的重要保障

（1）良好的饮食习惯：孕前饮食应注意营养均衡、粗细搭配、膳食多样化，规律进食。良好的营养状况能够为生成良好的精子和卵子创造条件，也有利于妇女的身体健康，为妊娠和哺乳奠定营养基础。

孕前 3～6 个月开始，夫妻双方多吃富含优质蛋白质、维生素和必需微量元素的食品，适量补充糖类与脂肪。丰富的蛋白质有利于精液的生成，提高精子的质量，增加精子数量。B 族维生素参与蛋白质和脂肪的代谢，特别是维生素 B6 参与雌激素的代谢。维生素 E、维生素 C 具有调节性腺功能的作用，可增强精子的活力。维生素 C 还可增强机体免疫力。锌与男女双方生殖系统的功能有密切关系，夫妻双方多吃含锌量高的食物如猪肝、牛肾、鸡心、羊肉、贝壳类海产品等，可避免因缺锌出现性欲低下或性能力减退。妇女孕前宜多食绿叶蔬菜、水果及动物肝脏等富含叶酸的食物，必要时从孕前3个月开始，每天服用0.4 mg叶酸增补剂，以预防胎儿先天性神经管畸形及眼、口唇、腭、胃肠道、心血管、肾、骨骼等器官畸形。

（2）运动与休息：孕前要建立良好的生活规律，保证睡眠充足，坚持适当运动，运动可以不要求强度，但要坚持经常运动。运动可以增强体质，使内分泌系统处于稳定的状态，增强妊娠后对流感病毒、风疹病毒等病原体的抵抗力；可以促进女性体内激素的合理调配，有利于受精卵顺利着床，并促进胚胎和胎儿发育；还可以使肌肉强健，韧带富有弹性，关节更加灵活，有利于妊娠，也为顺利分娩打下坚实的基础。

（3）节制性生活：在计划怀孕期间，应适当减少性生活的次数，选择排卵期前后性生活，不仅可以保证精子的数量和质量，还能提高受孕成功率。

（4）戒烟酒：夫妇双方有烟酒嗜好者，应在孕前至少3个月开始戒烟、戒酒。过多接触烟酒者应严格避孕。

（5）远离宠物：妇女在计划受孕时，应避免接触宠物，以免感染弓形虫，导致受孕后流产、胎儿畸形和胎儿生长受限。无法避免时，应将家中宠物每月送往医院做一次体检，如宠物弓形虫抗体阴性则可以留在家中。

3. 调整避孕方式

（1）宫内节育器：放置宫内节育器的妇女，应在计划怀孕前6个月取环，待子宫内膜修复后再妊娠。

（2）口服避孕药：口服短效避孕药者，在计划妊娠前至少3个月停药，待月经周期恢复正常2～3个周期后，可考虑妊娠。使用长效避孕针及皮下置入避孕栓者，至少停止注射避孕针或取出避孕栓6个月后考虑妊娠，确保避孕药完全排泄。

在停药或取环的3～6个月内应采用其他避孕方法如避孕套避孕。

（三）心理调适

1. 妊娠知识培训　通过开展知识讲座、发宣传资料或指导自学等方式，帮助孕前妇女掌握妊娠、分娩的相关知识，了解受孕及妊娠期出现的特殊生理现象，充分认识到妊娠是每个妇女能够完成的生理过程，端正对妊娠的态度，建立正确的生育观，树立顺利完成妊娠和分娩的信心，消除心理负担，积极为妊娠做好各项准备。

2. 受孕指导　指导孕前妇女学会推算自己的排卵期，在适宜的时间安排性生活，从而增加成功受孕的概率。对未能如期妊娠而产生焦虑者，应多与之交流，查找可能影响受孕的原因，帮助其消除顾虑，树立信心，正确把握受孕时间，必要时可进行相关的生殖能力检测。

3. 保持乐观情绪　指导孕前妇女认识到乐观的情绪和良好的心态对自身健康、胎儿智力和身体发育的重要性，认识到做母亲是件光荣而神圣的事情，从而使其主动、有意识地调整好自己的心态。指导孕前夫妇经常沟通交流，相互关心，有助于妇女以积极的心态迎接妊娠。孕前妇女还可向母婴保健专业人员咨询或与相关人员交流，及时调整和转移不良情绪。

4.参加体育运动　指导孕前妇女了解体育运动对调节心理状态和促进身体健康的积极意义，鼓励其根据自身实际情况，选择适宜的户外运动。

（四）社会支持

创造和谐的家庭环境，是孕前最重要的心理支持。孕前夫妇之间要更多地理解和宽容对方，引导对方摆脱心理困惑，积极化解和处理矛盾。调整生活节奏，避免过于紧张和疲劳。家庭成员应树立正确的生育观念，消除生男生女给孕前妇女带来的精神负担。各级保健部门要通过开展咨询、讲座及宣传海报、健康处方、指导读书等方式，为计划受孕的夫妇提供营养结构、生活方式、行为习惯、心理调适等方面的指导。

（五）避免接触有害因素

1.理化因素　长期接触重金属、苯、农药，或者高温、噪声、电离辐射等理化因素，会影响生殖细胞质量和身心健康，导致男性精子数量减少、活力降低，甚至畸变。计划怀孕的夫妇如有上述理化因素接触史，应先脱离有害环境，待体内毒素代谢完全，恢复正常后再受孕。

2.药物　抗癌药、麻醉剂、己烯雌酚、避孕药等药物可在母体内蓄积，孕前服用会影响胎儿的发育；利血平、白消安等药物可影响精子发育。故孕前用药需谨慎，如果必须服药，应在医师指导下尽可能用对胚胎发育无影响的药物。

3.预防接种　对于影响胎儿发育及自身健康的重要保护性抗体缺失的夫妇，孕前可进行相关免疫注射。但孕前3个月内禁止接种风疹疫苗、麻疹疫苗、甲肝活疫苗等，以免造成胎儿畸形或胎儿神经损伤。孕前可以用破伤风抗毒素。如所处地区有严重疾病流行，并接受了相应的免疫注射，应于3个月后再受孕。

婚前保健服务

（六）预防妊娠前期常见疾病

1.重度贫血　重度贫血可引起机体抵抗力低下，妊娠后发生流产、胎儿生长受限、早产、死产、产后出血等。因此，受孕前应补充铁剂和叶酸，纠正严重贫血，避免因妊娠后血液稀释导致贫血进一步加重，对孕妇和胎儿造成不良影响。

预防原则：①纠正不良饮食习惯，多食用含铁量丰富的食物如猪肝、鸡血、豆类、黑木耳等，以及富含叶酸的食物如水果、瓜豆类、肉类、动物肝脏及肾脏等；②多吃富含维生素C的蔬菜和水果以促进铁的吸收；③改变烹饪方法，蔬菜不要切断后再浸泡清洗，不要长时间烹煮，避免叶酸丢失；④积极治疗慢性失血性疾病和慢性消化道疾病。

2.乙型病毒性肝炎　因密切接触乙型病毒性肝炎患者、输血、注射血液制品而感染。乙型肝炎病毒（HBV）可通过母婴传播（包括宫内传播、产时传播、产后传播），若妇女在受孕前肝功能已受损，受孕后可因肝脏负担加重而导致产科并发症、重型肝炎发生率及孕产妇死亡率升高。

预防原则：①孕前常规检测乙型肝炎血清标志物，如乙肝五项均为阴性，应在孕前接种乙肝疫苗，待乙肝表面抗体（HbsAb）转阳性后再妊娠；②避免接触乙型病毒性肝炎患者，夫妻一方患有乙型病毒性肝炎，应使用避孕套避孕，待乙肝病毒脱氧核糖核酸（HBV-DNA）转阴后再妊娠；③患有乙型病毒性肝炎的妇女应在肝炎痊愈至少半年，最好2年后再妊娠。

3.女性生殖系统感染　常因性生活过频、不洁性行为或阴道灌洗导致阴道黏膜损伤、阴道酸性环境破坏，病原体感染所致；也可由夫妻间交叉感染引起。阴道炎使阴道内环境发生改变，且炎性细胞可吞噬精子，使精子活动力减弱，从而影响受孕。若炎症扩散还可造成不孕。

预防原则：①养成良好的卫生习惯，每日清洗外阴，勤换内裤，不穿化纤内裤和紧身衣；②性生活前，男女双方应排空膀胱，清洗双手、外阴；③避免性生活过频；④避免阴道灌洗；⑤阴道炎患者应及时治疗，必要时夫妻双方同时治疗；⑥治疗期间、月经期禁止性生活。

4.宫颈炎　常因病原体侵入引起。宫颈管内黏稠的脓性分泌物不利于精子穿透，可造成不孕。

预防原则：①注意性卫生，避免过早、过频的性生活；②保持外阴清洁，每日清洗外阴和勤换内裤；③避免人工流产、宫腔操作等手术，以免损伤宫颈；④阴道炎、宫颈炎患者应积极治疗。

5.子宫肌瘤　多因体内激素水平过高所致。子宫肌瘤可引起不孕、流产，分娩时阻塞产道可造成难产。

预防原则：进行孕前检查，如发现子宫肌瘤，直径小于 2 cm 的浆膜下肌瘤可以妊娠；直径超过 3 cm 或直径虽不足 3 cm，但为黏膜下肌瘤或宫颈肌瘤，均应先行子宫肌瘤剔除术后再计划妊娠。

【直击护考】

参考护士执业资格考试大纲，本章可能出现的考点有：排卵时间、孕前服用叶酸的意义。

直击护考

本章自测题

第三章 妊娠期保健

案例导学

黄女士,32岁,婚后避孕多年,平素月经规律。现停经40天,晨起恶心呕吐、尿频,遂到医院就诊,行B超检查后确诊为早期妊娠。黄女士和家属都很紧张,不断询问妊娠的相关事项。

请思考:

1.黄女士妊娠期的检查时间和检查内容有哪些?
2.怎么指导黄女士妊娠期的保健?
3.如何早期发现妊娠期异常症状?

妊娠是女性一生中特殊的生理时期。在妊娠期,随着胚胎及胎儿的生长发育,女性身体会出现一系列的生理变化。同时,在妊娠的各个阶段,胚胎及胎儿也会出现一系列的生理变化。

开展妊娠期保健和产前定期检查,严密监护胎儿生长发育情况,为高危妊娠者给予医学指导并进行重点监护,可保障母体和胎儿的生命安全,提高出生人口素质。

本章思维导图   本章课件

第一节　早期妊娠保健

一、早期妊娠母体和胎儿的生理特点

早期妊娠是指妊娠第 14 周以前的阶段，即从受精卵着床开始到妊娠第 13 周的第 6 天，是胚胎和胎儿的早期形成阶段。在这一时期，外界的不良刺激对胚胎和胎儿影响极大，是导致畸形的敏感期和高发期，故应特别注意早期妊娠保健。

（一）母体的生理特点

1. 生殖系统　子宫体逐渐增大、变软，未超出盆腔，腹形变化尚不明显。宫颈充血，呈紫蓝色。宫颈分泌物增多、黏稠，形成黏液栓阻塞宫颈口，可防止细菌侵入。阴道充血水肿，呈紫蓝色，皱襞增多使伸展性增加。阴道上皮细胞内糖原增加，乳酸含量增多，阴道 pH 值降低，可维持酸性环境，有利于防止生殖道感染。卵巢停止排卵，月经停止。

2. 乳房　妊娠早期乳房逐渐增大，充血明显，有胀痛感。乳头、乳晕着色加深。乳晕周围出现蒙氏结节。

3. 血液循环系统　妊娠 6 ～ 8 周起血容量开始增加，因血浆增加多于红细胞增加，故血液相对稀释；血压偏低，部分孕妇可能出现头晕等症状。

4. 消化系统　在大量雌激素、孕激素的作用下，牙龈毛细血管扩张，血管通透性增加，牙龈肥厚。妊娠 6 周左右常有恶心、呕吐、食欲不振等早孕反应，一般于妊娠 12 周左右消失。由于胃肠道平滑肌张力降低，胃内酸性内容物反流至食管下部产生胃部烧灼感。

5. 泌尿系统　增大的子宫向下压迫膀胱可引起尿频。由于母体和胎儿代谢产物排泄量增加，肾脏负担加重，肾血液量及肾小球的滤过率增加，但肾小管对葡萄糖重吸收不能相应增加，可出现生理性尿糖。

（二）胚胎和胎儿的生理特点

早期妊娠是受精卵经过分裂、着床、发育直至形成胎体的阶段。卵子在受精后的 2 周内称为受精卵，受精后 3 ～ 8 周称为胚胎，是人体主要器官分化形成时期，也是致畸高危期。受精第 9 周起称为胎儿，是人体各器官进一步发育的时期。妊娠第 4 周末，可以辨认胚盘与体蒂。第 8 周胚胎初具人形，心脏已形成，B 超可见心脏搏动。妊娠 12 周末胎儿身体各器官、系统基本形成，通过脐带、胎盘从母体获得所需要的营养物质和氧气，排出代谢产物和二氧化碳。同时，母体接触的各种有害因素也对胎儿产生危害，如不注意可能影响胚胎和胎儿的正常发育，甚至引起先天畸形或流产。

二、早期妊娠母体的心理及社会特点

（一）心理特点

1. 怀疑、震惊　从停经到确诊妊娠，孕妇一般都会感到怀疑、震惊，随后会因妊娠而兴奋和快乐，为自己即将成为母亲而幸福和满足。

2.缺乏自信和纠结 很多初次怀孕的妇女因为缺乏孕育经验而信心不足。还有一些孕妇可能产生纠结心理，尤其是原先未计划怀孕的孕妇，既为怀孕而感到高兴，又为怀孕不合时宜而懊恼。有的担心经济条件、年龄等原因而无力养育好孩子，有的可能因工作、学习等原因暂时没有要孩子的打算想终止妊娠。

3.渴望得到关爱 进入孕期的妇女，特别关注自己的身体和胎儿的变化，并对周围人对待自己的态度非常敏感，渴望获得情感支持，希望家人、同事等在生活、工作中给予更多的爱护和关照。

4.焦虑、抑郁 早孕反应会让孕妇食欲缺乏、身体疲乏，担心流产或害怕分娩疼痛，这些不愉快的体验使孕妇产生不安和担忧，表现为情绪不稳定、易激动、哭泣等，甚至产生抑郁心理。

5.内省 由于即将成为母亲，孕妇会经常反省自己过去与母亲的关系，通过内省逐渐形成对母亲角色的认识，有利于孕妇向母亲角色的转变。

6.兴趣爱好改变 孕妇由于味觉及嗅觉变得更敏锐，对食物的爱好会发生明显改变，喜食酸性食物或辛辣食物。开始喜欢娓娓动听的儿歌，喜欢看小朋友做游戏。有的孕妇出于对胎儿的保护，对性生活有回避和畏惧的现象，也有部分孕妇性欲增强。

（二）社会特点

丈夫和双方父母对妊娠早期，尤其是妊娠反应明显的孕妇会格外关心、百般体贴。单位领导、同事及朋友也会更加爱护和体贴孕妇，这样更增加了孕妇的依赖心理。若孕妇与丈夫关系紧张或婚姻状况不佳，缺少丈夫、父母的关爱和呵护，孕妇便会心情低落，产生无助感，觉得生活没有意义。若缺少单位和社会的支持，孕妇也会因为妊娠影响工作而产生心理压力。此外，孕妇的家庭经济状况、文化程度、年龄等也会对孕妇心理造成明显的影响。

三、早期妊娠保健内容

（一）保健目的

（1）确定妊娠，为早期妊娠孕妇提供心理支持、生活与卫生保健指导。

（2）避免接触有害因素，保证胚胎和胎儿正常发育。

（3）预防和及时发现早期妊娠并发症。

（二）保健措施

1.检查与监测

（1）及早确诊妊娠：既往月经规律的生育期妇女，未采取避孕措施而突然停经者，应首先考虑为妊娠。结合尿频、恶心、呕吐等不适症状，还可以借助妊娠试验、B超检查等及早确诊，以便对胚胎进行保护，避免受物理、化学、生物等有害因素影响而诱发畸形。

（2）第一次产前检查：确定妊娠后即进行第一次产前检查，并建立孕产期保健手册。检查包括：①询问孕妇健康史、婚育史、家族史，推算预产期；②全身检查、产科检查及必要的辅助检查；③评估孕妇的心理及社会特点；④评估高危因素。若孕妇患有严重的内科合并症，则应根据病情的严重程度，考虑是否继续妊娠。夫妻双方有遗传病史或家族史者，需要做进一步的遗传咨询和必要的产前诊断，凡是有高危因素的孕妇均应纳入高危妊娠管理。

 知识拓展

> **妊娠高危因素筛查**
>
> 第一次产前检查及随后的每次产前检查都应注意筛查孕妇是否存在妊娠高危因素，常见的高危因素有：①孕妇年龄大于 35 岁或小于 18 岁，身高在 145 cm 以下；②不良孕产史，如习惯性流产、死胎、死产、难产，生育过先天性畸形儿；③有家族遗传性疾病史或夫妻一方患有遗传性疾病；④内科合并症，如患有心脏病、糖尿病、肾脏病、癫痫、甲亢等疾病；⑤接触有害物质，如妊娠早期感染病毒，接触大量放射线、化学物质，服用对胎儿有致畸作用的药物等；⑥妊娠并发症，如妊娠期高血压、前置胎盘、羊水异常、胎儿生长受限、过期妊娠等。

（3）监测胚胎和胎儿发育：胚胎期可通过 B 超直接观察妊娠囊、胚胎大小、胎心搏动等监测胚胎发育情况。常通过子宫的增大、孕妇体重的增加、超声多普勒听诊胎心等监测胎儿的发育情况，也可通过 B 超直接观察胎儿发育有无异常。早孕反应可作为间接观察指标，例如，若胚胎或胎儿死亡，早孕反应会突然消失。

2. 生活与卫生保健指导

（1）饮食与营养：妊娠早期主要是胚胎各器官分化形成和胎儿器官早期发育阶段，此时生长速度相对缓慢，胚胎及胎儿所需营养量与妊娠前差别不大或略有增加。此时期最重要的是膳食均衡，可少量多餐，食物宜清淡、易消化，少吃油腻食物，避免刺激性和辛辣食物。

①均衡膳食：进食新鲜的食物，保证优质蛋白、各种维生素、微量元素和水分的摄入，尤其应注意叶酸的补充，预防胎儿神经管畸形。

②正确应对早孕反应：孕妇在妊娠早期出现妊娠反应的程度因人而异，可根据自身情况采取以下措施：起床前进食；少食多餐；想吃就吃；若呕吐剧烈，应及时到医院就诊。

（2）适当运动：适当的运动能促进消化、吸收，改善血液循环，有利于胎儿发育。因此，早期妊娠时孕妇可以工作和做家务，也可以适当运动，只是应选择一些轻松、缓慢的方式，如散步、做孕妇保健操、骑自行车等。运动时间每天 30 ～ 40 分钟，脉搏以不超过 140 次 / 分为宜。早期妊娠要避免举重物、在强烈震动下工作或高空作业，避免去拥挤、空气流通不畅的地方，如商场、电影院等，避免频繁弯腰、下蹲等，避免长途旅行。有流产史或先兆流产症状的孕妇不宜运动，应在医生指导下多卧床休息。

（3）合理休息：孕妇每天应有 8 ～ 9 小时的睡眠，中午应有 1 小时左右的休息时间，体位以左侧卧位为宜。

（4）卫生指导：勤洗澡，以淋浴为宜。勤换内衣裤，保持外阴清洁。

（5）口腔保健：妊娠期牙龈充血，由于进食次数增多且频繁孕吐，易引起口腔病菌滋生，出现牙龈出血、牙龈肿胀、口臭等。因此，孕妇应重视口腔保健。①坚持每日 2 次有效刷牙，进食后及时漱口；②定期检查口腔，对龋齿进行修补或拔除。对于较严重的口腔疾病，应选择合适的时间治疗，避免引起流产。

（6）乳房护理：选择合身、舒适、能承托乳房的胸罩，防止乳房下垂。不宜束胸，以免影响乳房发育引起产后乳汁不足。

（7）避免感染：①避免病原体感染，如风疹病毒、腮腺炎病毒、流感病毒等；②避免饲养或接触宠物，以防感染弓形虫；③接受必要的预防接种，如破伤风类毒素、狂犬病疫苗、乙型肝炎疫苗等。禁止接种水痘、风疹、麻疹、腮腺炎、脊髓灰质炎等减毒活疫苗。

（8）避免接触其他有害因素：妊娠早期应避免接触药物、放射线、微波、电离辐射、噪声、烟酒等有害因素。孕妇因病就诊时，应主动告诉医护人员自己已怀孕，以免接受 X 线照射或放射性核素检查。妊娠 12 周内尽量避免用药，必须用药时应选择对疾病有效、副作用少、对胚胎及胎儿无损害的药物，并严格掌握用药时间和剂量，指导孕妇对药物的不良反应进行观察，如有异常及时就诊。妊娠期不宜服用保健品、补药、减肥药，部分中药也有一定的毒副作用，有可能对胎儿造成伤害。

📕 知识拓展

5 类不同等级药物对胎儿的影响

A 级药物对孕妇安全，对胚胎、胎儿无害，如维生素 A、维生素 B、维生素 C、维生素 D、维生素 E 等；B 级药物对孕妇比较安全，对胎儿基本无害，如青霉素、红霉素、地高辛、胰岛素等；C 级药物在动物实验研究时被证明可导致胎儿畸形或杀死胚胎，如庆大霉素、异烟肼、异丙嗪等；D 级药物已经证实对胎儿有害，只有在孕妇有生命威胁或患严重疾病而其他药物又无效的情况下谨慎使用，如硫酸链霉素、盐酸四环素等；X 级药物可导致胎儿畸形，如甲氨蝶呤、己烯雌酚等，妊娠期禁用。

（9）衣着指导：孕期着装应宽松、柔软、透气，以棉质为宜。不宜穿紧身衣服和裤袜，以免影响血液循环。不宜穿高跟鞋。

（10）性生活指导：妊娠 12 周内避免性生活，以免诱发流产。

3.心理调适　孕妇的情绪与胎儿的发育有着极其密切的关系。孕妇应以喜悦的心情接受怀孕。学会自我心理调节，善于控制和缓解不健康的情绪，从而保持稳定乐观的心态，给胎儿一个良好的生长环境。

4.社会支持　丈夫应理解孕妇的心理需求，更多地关心爱护孕妇，多沟通、多倾听、多陪伴，从而给予孕妇更多的心理支持。双方父母应多给孕妇体贴和宽慰，表明自己对胎儿性别的正确观点，让孕妇感受到家庭的温暖与和睦，坚定完成妊娠的信心。单位应给予孕妇工作上适当的支持与照顾。

5. 预约下次产检　强调产检的重要性，告知孕妇若出现阴道流血、腹痛、妊娠剧吐、发热等异常情况时应及时到医院就诊。如无特殊情况，则应于妊娠第 16 周时到医院做下一次产检。

6. 妊娠早期常见疾病预防　妊娠早期最常见的是出血性疾病，而出血性疾病最多见的是流产。

（1）流产：确诊早期妊娠后，出现阴道流血和下腹痛时，首先考虑为流产，应立即到医院明确诊断，排除导致阴道流血的其他疾病，判断流产的类型，及时给予相应的治疗。早期流产的最常见原因是胚胎染色体异常，母体不良因素、免疫功能异常和环境有害因素也可导致流产。

预防原则：①妊娠前期妇女应积极治疗全身性疾病，如严重贫血、心脏病、糖尿病、慢性肾病等；②妊娠期积极防治各种感染性疾病和传染病，避免接触各种有害物质；③注意营养，充分休息，避免过度劳累及精神刺激，防止外伤；④改变不良生活习惯；⑤妊娠早期禁止性生活。

（2）异位妊娠：包括输卵管妊娠、卵巢妊娠、宫颈妊娠、子宫残角妊娠和腹腔妊娠等。输卵管炎症是异位妊娠的主要病因，B 超检查有助于诊断异位妊娠。

预防原则：①孕前积极预防和治疗慢性输卵管炎；②停经后如出现下腹一侧隐痛或突然发生撕裂样疼痛，伴有少量阴道流血，甚至晕厥、休克者，应警惕异位妊娠，及时就诊。

（3）妊娠剧吐：少数孕妇因早孕反应严重，频繁恶心呕吐、不能进食，可导致水、电解质及酸碱失衡，甚至危及生命。妊娠呕吐可能与孕妇人绒毛膜促性腺激素（Human Chorionic Gonadotropin，HCG）水平升高有关，精神过度紧张、焦虑及生活环境、经济状况较差的孕妇更容易发生妊娠剧吐。出现妊娠剧吐者应住院治疗。

预防原则：①妊娠前期妇女应学习妊娠相关知识，认识到早孕反应是妊娠早期的一种正常生理现象，不必紧张；②妊娠期妇女应保持心情轻松愉快，并合理调配饮食。

第二节　中期妊娠保健

中期妊娠保健

妊娠第 14 周至第 27 周末为中期妊娠。此期胎儿生长迅速，孕妇自我感觉良好，妊娠负担相对较轻。此期主要的保健任务是定期产前检查，监测孕妇健康状况和胎儿生长发育情况，指导孕妇加强营养，做妊娠期保健操及胎教，并做好产前诊断。

一、中期妊娠母体和胎儿的生理特点

（一）母体的生理特点

妊娠 10 周以后，卵巢中的妊娠黄体开始萎缩，逐渐由胎盘替代卵巢分泌雌激素和

孕激素。为适应胎儿生长发育的需要，孕妇全身各系统在妊娠早期变化的基础上进一步发生一系列的生理变化。

1.子宫　随着妊娠的进展，子宫逐渐增大，宫底上升，腹部膨隆，孕妇特有的身体形态越来越明显。增大的子宫压迫胃肠道可引起进食后不适和便秘。

2.胎动　一般于妊娠18～20周可自觉胎动，正常胎动为每小时3～5次。

3.胎心音　于妊娠18～20周起，用听诊器经孕妇腹壁能听到胎心音。妊娠24周后胎心音在胎背所在部位听诊最清楚，正常胎心率为每分钟110～160次。

4.胎体　妊娠20周后，经腹壁可触到胎体。妊娠24周后，采用腹部四步触诊法能区分胎头、胎背、胎臀及胎儿四肢，查清胎儿在子宫内的位置。

5.皮肤变化　妊娠期因垂体分泌促黑素细胞激素增加，且雌激素明显增多，孕妇面部、乳头、乳晕及腹壁正中线有色素沉着。产后，沉着的色素将逐渐消退。

6.乳腺　乳腺迅速增生，乳房增大、饱满。

7.血液　妊娠中期血容量增长迅速，包括血浆及红细胞增加，由于血浆增加量约为红细胞增加量的2倍，故妊娠期血液呈稀释状态，容易发生妊娠期生理性贫血。

（二）胎儿的生理特点

妊娠中期胎儿发育迅速，尤其是脑细胞的发育。妊娠3～6个月是胎儿大脑的第一个迅速增长期，主要是脑细胞体积增大和神经纤维增长，使脑的重量不断增加。胎儿各系统也进一步发育完善，明显的是味觉、嗅觉、触觉、视觉、听觉等感觉器官开始在大脑的特定区域发育，神经细胞之间的连接增加。

妊娠16周末：胎儿完全具备人体形态，外阴可确定性别，头皮长出毛发，开始出现呼吸样运动，手足能做细微的活动，部分孕妇已自觉胎动。

妊娠20周末：胎儿全身覆盖毳毛，出现吞咽、排尿功能。产前检查可听到胎心音，孕妇能感觉到胎动。

妊娠24周末：各脏器均已发育，皮下脂肪开始沉积，因量不多皮肤仍呈皱缩状，胎儿皮脂腺开始具有分泌功能，出现眉毛与睫毛，出生后可有呼吸，但生存能力极差。

二、中期妊娠母体的心理及社会特点

（一）心理特点

1.情绪趋于稳定、乐观　妊娠中期，孕妇对妊娠导致的生理与心理变化逐渐适应，心理趋于稳定，抵御各种不良刺激的能力增强。胎动的感觉让孕妇异常兴奋，并渴望胎儿尽快成长。此期孕妇情绪大多是乐观稳定的，食欲、睡眠良好，精力充沛。少数孕妇也可能出现情绪不稳定和焦虑，多与经济问题和家庭关系紧张等有关。

2.母亲的情感得以强化　随着妊娠的进一步延展，大多数孕妇在有了相当的妊娠体验后，母性人格得到进一步的发展。孕妇不仅体会到做母亲的艰辛，从而更加理解母亲，增进与母亲的情感，还自然而然地用母性的眼光看待世界。

3.潜在的恐惧　虽然妊娠中期距离分娩尚有一段时间，但一些有关分娩痛苦的传言、影视片段造成了孕妇潜在的压力和恐惧心理。

（二）社会特点

进入妊娠中期，孕妇的腹部日渐膨隆，给日常生活及工作带来不便，如工作紧张、工作量大会使孕妇产生心理压力。随着孕妇妊娠反应的消失和情绪的稳定，丈夫及其他家庭成员、单位领导和同事可能会减少对孕妇的关注、照顾程度。

三、中期妊娠保健内容

（一）保健目的

（1）通过产前检查，监测孕妇的身体状况及胎儿的发育情况。

（2）为孕妇提供必要的心理支持、生活与卫生保健指导。

（3）避免接触有害因素，保证孕妇健康和胎儿正常发育。

（4）预防和及时发现中期妊娠并发症，并给予处理。

（二）保健措施

1. 检查与监测

（1）定期产前检查：产前检查应从确定早孕开始，若无异常，应于妊娠16周起进行定期检查，妊娠20～28周期间每4周检查一次。检查内容包括体重、血压、腹围、宫底高、胎方位、胎心音等。妊娠24～28周应行糖筛查试验，以便及时发现妊娠期糖尿病。中期妊娠还应根据孕妇的身体状况做尿常规等其他必要的检查。应向孕妇强调若有异常情况应随时到医院就诊。高危妊娠酌情增加产前检查次数。

（2）筛查高危因素：中期妊娠产前检查应注意筛查有无对妊娠结局、母婴健康不利的因素，尤其是妊娠合并症及并发症，如多胎妊娠、妊娠期高血压疾病、羊水过多等，并加以管理。

（3）监测胎儿发育

①绘制妊娠图：妊娠图是最常用且简便有效的妊娠期监测方法，由每次产前检查测得的宫底高度、腹围、体重等绘制而成。测量值在相应孕周的第10至第90百分位数之间，提示胎儿发育正常；若小于第10百分位数，提示胎儿生长受限；大于第90百分位数可能为胎儿发育过快或羊水过多、双胎等情况。孕妇体重的增长间接反映胎儿的生长发育，中期妊娠孕妇体重每周增长0.3～0.5 kg为正常，整个妊娠期平均增长12.5 kg。体重增加过多或过少，均需做进一步检查。

②超声检查：B超检查可以测量胎儿双顶径、股骨长度、腹围等生长参数，进而推算胎儿的胎龄和体重；还可以检查胎儿外观有无畸形、胎儿数目、胎心搏动等。

③其他检查：可根据需要选择胎动计数、胎儿电子监护仪、生物化学等方法监测胎儿的生长发育状况。

④产前诊断：妊娠中期是行羊水穿刺产前诊断的最佳时机。对有遗传性疾病家族史或遗传性疾病分娩史者，应行绒毛培养或抽取羊水进行染色体核型分析，以降低病残儿出生率。取羊水细胞经过培养后进行染色体核型分析，可以诊断胎儿是否患染色体病，检测羊水或母血中的甲胎蛋白值对诊断胎儿神经管畸形有特殊价值。如确定胎儿患严重遗传性疾病或有严重缺陷，应告知夫妻双方，并提出终止妊娠的医学意见，以降低病残

儿出生率。

2. 生活与卫生保健指导

（1）饮食与营养：妊娠中期胎儿生长发育快，平均每天体重增加约10 g。孕妇妊娠反应逐渐消失，食欲增加，基础代谢率比非妊娠期增加10%～20%。因此，科学、合理地加强营养供应非常重要。营养的补充不仅要品种多样、荤素兼顾、粗细搭配，还应饮食适量。摄入不足会影响孕妇健康和胎儿生长发育，摄入过量易使孕妇肥胖，胎儿生长过快长成巨大儿，导致分娩困难，并且增加糖尿病和高血脂的发病风险。

①热量：妊娠中期开始，孕妇每天的热能摄入量至少应增加0.84 MJ（200 kcal），65%来源于糖类，每天摄入主食0.4～0.5 kg可满足需要。

②蛋白质：妊娠中期每天的蛋白质摄入量应增加15 g，相当于2个鸡蛋的蛋白质含量，肉、鱼虾、蛋、乳制品等动物性食物可提供优质蛋白质。蛋白质不足不仅影响胎儿的大脑和其他脏器的生长发育，还可造成孕妇营养不良、免疫力下降、贫血，并影响产后身体恢复和乳汁分泌。

③各种维生素：妊娠中期应补充足够的维生素。孕妇应多吃新鲜水果和蔬菜或口服维生素C 200 mg，每日3次，以补充维生素C。服用鱼肝油或食用动物肝脏、蛋黄、鱼等增加维生素D的摄入量，维生素A和叶酸的补充与妊娠早期相同。

④各种微量元素：妊娠中期孕妇还应注意钙、铁、碘等微量元素的补充。孕妇应每天摄入钙1 000 mg，可多饮用牛奶或奶制品，也可服用枸橼酸钙。缺乏钙和维生素D会影响胎儿骨骼、牙齿发育，导致孕妇抽搐。铁的摄入量每天应增加10 mg，孕妇可从妊娠4～5个月开始口服硫酸亚铁0.3 g或富马酸亚铁0.2 g，每日1次，也可以多食含铁的食物，如动物血、肝脏、黑木耳等，以预防缺铁性贫血。

 知识拓展

> **各种食物所含的营养物质**
>
> ①谷类：主要补充糖类、B族维生素、蛋白质、脂肪和无机盐；②蔬菜水果类：富含维生素和无机盐、膳食纤维等；③奶和奶制品：富含钙质、蛋白质等；④鱼、肉、蛋、禽类等：富含优质蛋白质、脂肪、无机盐、维生素、钙和碘；⑤豆类及其制品：主要含植物蛋白质、钙和B族维生素等。

（2）运动与休息

①休息：妊娠中期孕妇要注意劳逸结合，保证充足的睡眠时间。睡觉时孕妇宜采取左侧卧位，不宜仰卧，以免增大的子宫压迫下腔静脉和腹主动脉，影响子宫、胎盘的血液循环。

②运动：妊娠中期进行适当运动，可以促进血液循环，使孕妇精神振奋、心情舒畅，消除孕妇的身体不适和疲劳，还能促进胎儿新陈代谢，有利于胎儿大脑、感觉器官、平衡器官及呼吸系统的发育。但应注意选择轻松、舒缓的运动方式，如散步、游泳、骑自行车等，且运动量应随妊娠月份的增加而逐渐减小。有先兆流产、早产史、多胎、羊水

过多、前置胎盘、严重内科合并症的孕妇应以休息为主。身体状态良好的孕妇妊娠中期应坚持每天做妊娠期保健操，每天2次。做操能使孕妇全身轻松、精力充沛，能松弛腰、背部及骨盆关节，锻炼腰部、腹部和盆底肌肉张力，缓解孕妇因体重增加和重心前移引起的疲劳和腰背酸痛，使身体以柔韧而健壮的状态进入妊娠晚期和分娩期。

🌺 知识拓展

妊娠期保健操

第一节：盘腿运动（图3-1）。

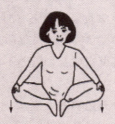

图3-1　盘腿运动

两手放在双膝上，先用手腕部力量轻轻向下推压双膝，再逐渐增加力量，让双膝尽量接近床面。每呼吸一次按压一下，反复持续2～3分钟。

第二节：骨盆运动（图3-2）。

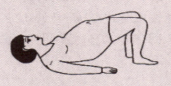

图3-2　骨盆运动

仰卧，双腿屈膝，两臂伸直置于身体两侧，脚底和手心平放在床上，利用双脚和双臂的力量缓缓抬高臀部、腰部，使腰背向上呈反弓状，持续10秒左右，缓缓下落复原，静卧10秒，再重复上述动作。每日早晚各做5～10次。

第三节：腹肌运动（图3-3）。

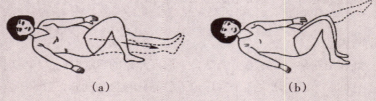

（a）　　　　　　　　　　　（b）

图3-3　腹肌运动

图3-3（a）：仰卧，双腿伸直，两臂伸直置于身体两侧。两腿交替做屈膝伸展动作。左右侧各做10次。

图3-3（b）：双腿屈膝，两小腿交替做上抬、放下的动作。左右侧各做10次。

第四节：骨盆扭转运动（图3-4）。

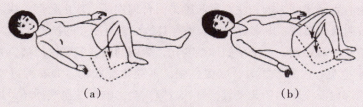

图 3-4　骨盆扭转运动

图 3-4（a）：仰卧，两臂伸直置于身体两侧，左腿伸直，右腿屈膝并慢慢外展放平，贴近床面后再恢复原位，左右交替进行。左右侧各做 10 次。

图 3-4（b）：双腿屈膝并拢，左右缓慢摇摆至床面，慢慢放松。左右侧各做 10 次。

第五节：振动骨盆运动（图 3-5）。

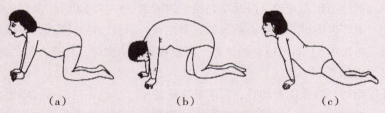

图 3-5　振动骨盆运动

图 3-5（a）：跪姿，两手掌和膝部稍微分开，支撑于床面。

图 3-5（b）：吸气，头尽量垂向两臂中间，使背部拱起呈弓状，然后呼气，抬头，恢复跪姿。

图 3-5（c）：吸气，仰头，腰部向前挺伸，上身抬起向前伸出，使腰背呈反弓状，然后边呼气边后撤身体，直至趴下。

上述动作重复 10 次。

（3）卫生指导：妊娠中期孕妇的代谢旺盛，汗腺、皮脂腺分泌增加，阴道分泌物增多，要勤洗澡，勤换内衣、内裤，以保证皮肤的清洁和舒适。

（4）乳房护理：可继续使用合身、舒适的胸罩。妊娠 24 周后，孕妇用毛巾蘸温水轻柔地擦洗乳头，每天 1 次，可以使乳头皮肤坚韧，产后哺乳时乳头不易皲裂。乳头平坦或有明显内陷者应于妊娠 5～6 个月开始纠正，方法是：一手托起乳房，另一手拇指与示指捏住乳头根部反复轻轻向外牵拉，如图 3-6 所示。乳头严重凹陷者可使用注射器、吸奶器或乳头内陷矫正器将乳头吸出，如图 3-7 所示。乳头内陷矫正器可使乳头突出，便于产后婴儿吸吮。

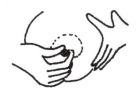

图 3-6　牵拉乳头

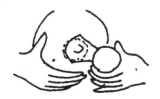

图 3-7　抽吸乳头

（5）避免有害因素的影响：注意预防感染与合理用药。禁止吸烟、饮酒，避免被动吸烟，避免放射线、微波、电离辐射、噪声等其他因素对胎儿的损害。

（6）衣着：妊娠中期，由于孕妇体型变化，孕妇的服装应宽松简洁、方便穿脱，冬季保暖，夏季凉爽。内衣要柔软，吸湿性强，不穿化纤衣物。如衣裤过紧，腹部受挤压，会影响局部血液循环和胎儿发育；鞋袜过紧，会影响下肢血液循环，加重水肿。孕妇不要穿高跟鞋，以免加重身体重心前移，引起腰部疲劳和酸痛。孕妇衣着在舒适、简单、方便的前提下，可以增加美感，使孕妇心情愉悦。

（7）性生活指导：妊娠中期可以同房，但应适当节制。

3. 胎教　妊娠中期，胎儿的大脑迅速发育，味觉、嗅觉、触觉、视觉、听觉等功能逐渐成熟。国内外大量科学研究证明，胎儿在子宫内是有感觉、有意识、能活动的，能对外界的声音、光线、触摸等刺激产生反应。此时，父母有目的、有计划地通过音乐、语言、抚摸等措施与胎儿互动，以及孕妇稳定的情绪、良好的思维、美好的联想所产生的神经冲动，都可以促进胎儿身心健康和智力发育。胎教应循序渐进，根据胎儿发育特点逐步进行。妊娠4个月就可以开始胎教，但应观察胎动规律，选择在胎儿觉醒时进行。胎教的主要方法如下：

（1）音乐胎教：播放优美动听、明朗轻快的音乐。孕妇还可以通过唱歌、朗诵使胎儿接收语言声波的信息，促使胎儿感觉器官的发育，有利于胎儿的智力开发和良好性格的形成。音乐胎教时需注意响度不要超过65 dB，频率不超过2 000 Hz，音源应距离孕妇1 m左右，以免对胎儿听力造成损害。

（2）语言胎教：孕妇可经常隔着腹壁与胎儿聊天、讲童话故事、朗诵儿歌，向胎儿讲述大自然的变化和眼前的美好景观，讲述父母对未来生活的憧憬，并充分体现关爱，对胎儿出生后的心理适应和智力发育有利。

（3）信息胎教：包括简单词汇、书法、绘画等方式，孕妇在写字或绘画时，要边写、边画、边讲解。孕妇在给胎儿讲述的同时要联想实物，如苹果、香蕉、小猫、鸭子、蔬菜等，同时告诉胎儿这些实物的形态、颜色、味道、叫声等。

（4）抚摸胎教：抚摸胎教是孕妇或其丈夫用手轻轻抚摸孕妇腹壁的胎儿部位，使胎儿感受并作出反应，以促进胎儿的运动神经发育。抚摸胎教在妊娠6个月以后，孕妇每晚睡前卧于床上，全身放松，在胎动较频繁时进行，每次5～10分钟，每周3次。若配以轻松愉快的音乐，效果更佳。有早产史或先兆早产的孕妇不宜使用抚摸胎教。

4. 心理调适

（1）保持积极乐观的情绪：孕妇应始终保持积极向上的心态，心胸豁达、情绪稳定。不宜大喜、大怒、忧伤或惊恐，这些负面情绪会通过神经、激素的作用影响胎儿。

（2）避免思想过于松懈：妊娠中期，孕妇身体状况虽然稳定，但由于身体各个系统的负担进一步加重，心脏、肝脏、肾脏等脏器功能可能出现损害。因此，妊娠中期孕妇应定期做产前检查，不可因无明显自觉症状而疏于检查。

（3）减轻对分娩的恐惧：与孕妇探讨妊娠各个时期和分娩期的生理和心理变化，使其了解相关知识，认识到分娩是妊娠的必然结局，是一个正常的生理过程，消除对分娩的恐惧。孕妇可以和家人一起为即将出生的孩子准备生活必需品，听轻松的音乐以调整心情。

（4）克服依赖感：妊娠中期，孕妇可以适当从事家务劳动和正常上班，适当的活动可以增强孕妇的肌肉力量，对分娩有一定帮助，同时对改善孕妇心理状态也大有益处。有些孕妇因体形显露而不愿活动，不做任何事情，凡事都依赖他人，这样容易让孕妇感到郁闷和孤独，也不利于胎儿的健康。

5. 社会支持　孕妇的家庭成员，尤其是丈夫，应继续关心、体贴妻子，主动分担家务，鼓励和陪伴妻子多进行一些有益于身心健康的活动，让妻子在舒适的环境中度过妊娠期。孕妇可通过增加与母亲接触的机会或多与其他孕妇交流等方式，获得更多有关妊娠的知识。单位同事及领导对妊娠中期孕妇仍然要给予照顾，保证中午休息和定期产前检查的时间，并随妊娠月份的增加适当减轻其工作强度。母婴保健机构和社区医院应按时做好产前检查和孕期指导。

6. 妊娠中期常见疾病预防

（1）妊娠高血压疾病：妊娠期特有的疾病，病因尚未明确。本病基本病理变化是全身小动脉痉挛，主要表现为高血压、蛋白尿、水肿等。

预防原则：①加强健康教育，定期进行产前检查，给予保健指导，指导孕妇若有头晕头痛、恶心呕吐、下肢水肿、视物不清等情况时，应及时到医院就诊；②指导孕妇合理饮食，多食富含优质蛋白、维生素、钙、铁、镁、硒、锌等微量元素的食物、新鲜蔬菜和水果，减少动物脂肪和盐的摄入；③保持良好的生活规律，孕妇应保证充足的睡眠，睡觉时坚持左侧卧位，以增加胎盘血供；保持愉快的心情，适当减轻工作和学习压力，避免精神紧张；④对有妊娠高血压疾病高危因素者，补钙可以预防妊娠高血压疾病的发生和发展。

（2）妊娠合并糖尿病：在妊娠早、中、晚期均可发病，尤其是妊娠中、晚期，孕妇体内抗胰岛素样物质增加，如胎盘生乳素、雌激素、孕激素、皮质酮和胎盘胰岛素等，使孕妇对胰岛素的敏感性下降，对胰岛素的需求量增加，如果孕妇胰岛素分泌受限，易出现糖尿病。妊娠糖尿病会严重危害孕妇和胎儿健康。

预防原则：①监测血糖，严格控制饮食，保持营养均衡，控制热量和糖分摄入，增加膳食纤维；②多进行户外运动；③当需要用药物控制血糖时，一定要严格配合医生治疗，并自我监测血糖水平；④保持心情舒畅，认真对待病情，不要过分担忧。

（3）妊娠合并贫血：贫血是妊娠期较常见的合并症，以缺铁性贫血最常见，属高危妊娠。

预防原则：①定期产前检查，及早发现贫血，并予以治疗；②妊娠4个月起，常规补充铁剂。

第三节　晚期妊娠保健

晚期妊娠保健

🖱 **案例导学**

　　王女士，妊娠 38 周，既期待宝宝早点出来见面，又担心宝宝的健康状况，同时害怕分娩时的疼痛。

　　请思考：

　　1. 应该怎样对王女士进行心理调适？

　　2. 如何指导王女士安排产检时间？

　　晚期妊娠是指从妊娠第 28 周开始算起，直到分娩结束（孕 40 周）。妊娠晚期孕妇的生理、心理变化都很明显。随着子宫增大，产生的压迫症状逐渐明显，妊娠高血压疾病、妊娠晚期出血性疾病等发病率明显增加。面对即将来临的分娩，孕妇易产生既期待又恐惧的矛盾心理。因此，妊娠晚期应加强保健工作。

一、晚期妊娠母体和胎儿的生理特点

（一）母体的生理特点

　　1. 生殖系统　妊娠 28 周后，子宫增大，腹部膨隆更加明显，孕妇身体负担加重，行动不便。激素作用使骨盆韧带松弛，出现腰酸、髋部轻度疼痛。初产妇胎先露一般于妊娠 38 周入盆，由于宫底下降，孕妇感到上腹部较前期舒适。妊娠晚期，不规律性子宫收缩更加频繁，使子宫颈逐渐软化，为分娩做好准备。

　　2. 乳房的变化　妊娠晚期，乳房进一步增大，有的孕妇可有少量乳汁分泌。

　　3. 血液循环系统　妊娠晚期，血容量继续增加，在妊娠 32～34 周时达到高峰。血液呈高凝状态。仰卧位时，增大的子宫压迫下腔静脉，导致回心血量和心排血量减少，出现仰卧位低血压综合征。

　　4. 消化系统　妊娠晚期，由于增大的子宫压迫胃肠道，孕妇易出现上腹部饱胀感，每餐进食量减少，胎头入盆后可恢复每餐进食量。

　　5. 泌尿系统　妊娠晚期，右旋的子宫压迫右侧输尿管，易引起右侧肾盂肾炎。胎头入盆后压迫膀胱，可出现尿频。

　　6. 皮肤的变化　妊娠晚期，下腹正中线、乳头、乳晕周围及外阴部皮肤可见色素沉着，面部可见妊娠斑。腹部皮肤紧绷，由于皮肤张力纤维过度拉伸断裂，初产妇下腹壁可见紫红色妊娠纹，经产妇的旧妊娠纹呈银白色。

（二）胎儿的生理特点

　　妊娠晚期是胎儿肌肉、骨骼、脂肪组织发育和功能完善的时期，胎儿体重增长迅速。妊娠 7～9 个月是胎儿大脑发育的第二个高峰期。

妊娠 28 周末：胎儿脑部发育，能控制身体的动作，有呼吸运动，出生后经特殊护理可以存活，但易患特发性呼吸窘迫综合征。

妊娠 32 周末：胎儿神经系统发育，对体外强烈的声音有所反应，生活力尚可，出生后注意护理能存活。

妊娠 36 周末：男婴睾丸下降至阴囊中，女婴大阴唇开始发育，内脏功能完全具备，指（趾）甲已达指（趾）端，出生后能啼哭、能吸吮，生活力良好，此时出生基本可以存活。

妊娠 40 周末：胎儿身长约 50 cm，体重约 3 400 g。皮下脂肪厚，体形圆润，皮肤没有皱纹且呈淡红色，足底皮肤有纹理。骨骼结实，头盖骨变硬，双顶径 > 9.0 cm，指（趾）甲已超过指（趾）端，头发长度 >2 cm。出生后哭声响亮，吸吮力强，能很好地存活。

二、晚期妊娠母体的心理及社会特点

（一）心理特点

1.期待性焦虑 妊娠的最后 3 个月，由于胎儿生长迅速，孕妇腹部极度膨隆，身体笨重，影响日常生活和睡眠，孕妇心理压力增大，出现期待性焦虑，希望尽早结束妊娠，解除负担，早日恢复孕前的身体状态。

2.矛盾心理 孕妇既因胎动和胎儿即将出生而兴奋，又因面临分娩而紧张，存在一种兴奋与紧张并存的矛盾心理。

3.恐惧与焦虑 随着预产期的临近，孕妇的不安全感和恐惧心理逐渐增加，担心胎儿是否有畸形，孩子的性别能否让家人满意，以及胎儿是否会出现意外情况等，同时孕妇会对分娩的痛苦、能否顺利分娩等问题感到担忧。

（二）社会特点

随着孕妇临近预产期，孕妇的家人，尤其是丈夫，对孕妇能否顺利分娩的担忧和紧张增加，常因经验不足感到手足无措。同事和朋友会对孕妇给予更多的关心和支持。

三、晚期妊娠保健内容

（一）保健目的

（1）按时产前检查，做好孕妇自我监护和分娩准备。

（2）为孕妇提供必要的心理支持和卫生与生活指导。

（3）避免接触有害因素，保证母体健康和胎儿正常发育。

（4）预防和发现妊娠期晚期并发症。

（二）保健措施

妊娠晚期，除了要继续指导孕妇重视营养、坚持胎教和做妊娠期保健操，还要指导孕妇对妊娠晚期常见并发症和胎儿情况进行自我监护，指导孕妇进行分娩准备，随时做好临产准备。

1. 检查与监测

（1）定期产前检查：妊娠 28 ～ 36 周每 2 周做 1 次产前检查，妊娠 36 周以后每周检查 1 次。高危孕妇应根据病情酌情增加产前检查次数，必要时可住院待产。检查内容同妊娠中期。若胎位不正，应于妊娠 30 周以后进行纠正，纠正胎位应在医生的指导和监护下进行。产前检查应及时发现先兆早产、胎膜早破、前置胎盘、胎盘早剥、羊水过多或过少等异常情况，并及时处理。

（2）监测胎盘功能和胎儿宫内状况：妊娠晚期，由于孕妇疾病等多种原因，可引起胎盘功能减退、胎儿宫内缺氧。通过胎动计数、胎心监护仪、B 型超声检查、生化检查等可以监测胎盘功能和胎儿宫内情况，及时发现胎儿宫内窘迫、胎儿生长受限等妊娠晚期并发症。胎动计数是评估胎儿宫内情况最简便有效的方法，应指导孕妇从妊娠 30 周开始自行监测胎动情况直到临产，每日早、中、晚固定时间各数胎动 1 次，将 3 次胎动数相加乘以 4，即为 12 小时胎动数。胎动计数 >30 次 /12 小时为正常，胎动计数 <10 次 /12 小时提示胎儿缺氧，应及时到医院检查。

2. 生活与卫生保健指导

（1）饮食与营养指导：妊娠晚期是胎儿生长最迅速、营养需要量最多的时期，应注意：①增加蛋白质摄入，每天应增加摄入蛋白质 25 g，相当于 2 个鸡蛋（加 50 g 肉、鱼或 100 mL 牛奶），妊娠晚期如果蛋白质摄入不足，可影响胎儿脑细胞分化，导致脑细胞数量减少；②注意补锌，妊娠最后 3 个月摄锌不足，可导致胎儿生长受限、早产、先天畸形、死胎等，锌主要来源于动物性食物，以肝脏、瘦肉、蛋黄和海产品含量较多，尤以牡蛎含量最高，植物性食物如豆类、花生、蘑菇中含锌较多，而蔬菜和水果含锌较低；③不宜摄入过多的脂肪和糖类，妊娠晚期孕妇各系统负荷加大，要在妊娠中期的基础上保证各种营养素的摄入量，但由于妊娠晚期活动量减少，总热量摄入过多可能导致胎儿过大和孕妇肥胖，造成分娩困难，因此，不要摄入过多的糖和脂肪。膳食选择的注意事项：①食物品种多样化，保证营养素的全面摄入；②多吃新鲜蔬菜、水果，保证维生素供给；③不吃或少吃腌渍类食物或含防腐剂的加工熟食，如泡菜、咸鱼、腊肉、香肠、罐头等；④少吃辛辣调味品，如芥末、辣椒、胡椒等；⑤不喝酒、咖啡或浓茶；⑥避免进食含糖量高的食品；⑦不宜服用各种补药、补品；⑧可适当添加零食和容易消化的夜宵。

（2）运动与休息：妊娠晚期是孕妇整个妊娠期最疲劳的阶段，应以休息为主。运动应视孕妇的自身条件而定，除坚持散步外，还可以做妊娠期保健操 1 ～ 4 节。避免高冲击性运动、长时间坐车或固定体位。运动以每次 15 ～ 20 分钟为宜，每周至少 3 次。

（3）卫生指导：详见本章第二节"中期妊娠保健"。

（4）避免有害因素的影响：详见本章第一节"早期妊娠保健"。

（5）性生活指导：禁止同房，避免早产和感染。

3. 心理调适

（1）分娩知识培训：对孕妇进行分娩前培训，讲解分娩过程中可能出现的情况及相应的处理办法，指导孕妇如何在分娩过程中配合，使孕妇认识到分娩是妇女有能力完成的自然过程，树立完成分娩的信心，有效减轻心理压力，解除思想负担。

《中国居民膳食指南（2022）》——备孕和孕期妇女膳食指南

（2）做好分娩准备：协助孕妇选择晚期妊娠产前检查地点和分娩医院，指导孕妇准备好入院分娩时孕妇和新生儿所需的生活用品，向孕妇讲解遇到各种异常情况时的应对方法等。充分的分娩准备，可增加孕妇的安全感，减轻紧张和焦虑，消除恐惧。

（3）不提前入院待产：孕妇提前住院待产确实是比较安全的措施，但是医院不可能像家中那样舒适和安静，不利于孕妇活动、睡眠和休息，也不方便饮食。孕妇入院后还可能受到其他产妇分娩痛苦或者异常情况等负面信息刺激，产生焦虑和紧张心理。因此，不提前入院待产有利于孕妇心理调适。

4.社会支持　在妊娠的最后阶段，家庭、工作单位和社会应给予孕妇更多的关爱、帮助和支持，以缓解孕妇的紧张、恐惧和不适。家庭应帮助孕妇做好分娩前的各项准备工作，丈夫应照顾好孕妇的起居饮食，以良好的情绪和积极的态度鼓励孕妇进行适当运动，每天临睡前给妻子做一些放松性的按摩，给孕妇足够的心理安慰和关爱。家庭条件允许的可选择导乐进行分娩前陪伴和指导。母婴保健部门应利用各种途径做好妊娠晚期保健工作，满足孕妇知识需求。

5.妊娠晚期常见疾病的预防

（1）前置胎盘：是妊娠晚期出血最常见的原因，是妊娠晚期严重的并发症，与多次刮宫、多次分娩导致子宫内膜损伤或感染有关，胎盘面积过大、胎盘异常等也可导致前置胎盘。

预防原则：①做好计划生育，推广避孕措施，避免多产、多次刮宫或引产，预防感染，减少子宫内膜损伤和子宫内膜炎的发生；②备孕女应戒烟、戒酒，避免被动吸烟；③加强孕妇管理，定期进行产前检查及孕期保健指导；④做到对前置胎盘的早期诊断、早期处理。

（2）胎盘早剥：常见原因为孕妇血管病变（如妊娠高血压疾病、慢性肾脏疾病）、孕妇腹部受外力撞击、妊娠晚期长时间取仰卧位、宫腔内压力骤然降低、外倒转术使脐带受到严重牵拉等，导致胎盘底蜕膜出血。

预防原则：①积极防治妊娠期高血压疾病、慢性高血压、肾脏疾病；②行外倒转术纠正胎位时，动作要轻柔；③羊膜腔穿刺术应在B超引导下进行，以免误伤胎盘；④人工破膜应在宫缩间歇期；⑤孕妇应适量活动，避免长时间仰卧；⑥避免腹部受到外伤。

（3）早产：常因妊娠晚期胎盘功能不全、胎膜早破、前置胎盘及胎盘早剥等并发症或孕妇合并有全身急、慢性疾病引起，也可因外伤、重体力劳动、妊娠晚期性生活引起。

预防原则：①定期进行产前检查，消除可能引起早产的原因；②加强对高危妊娠的管理，积极治疗妊娠合并症；③积极治疗泌尿道、生殖道感染，预防亚临床感染，预防胎膜早破；④孕晚期注意休息，避免劳累，禁止性生活；⑤宫颈内口松弛者，应于妊娠14～16周行宫颈内口环扎术。

（4）仰卧位低血压综合征：孕妇较长时间采用仰卧位时，增大的子宫压迫下腔静脉，使血液回流受阻，可出现头晕、心悸、恶心、呕吐、面色苍白、出冷汗、脉细、血压下降等。让孕妇转向侧卧，可以使上述症状消失。

预防原则：休息时应取侧卧位，以左侧卧位为宜，使下腔静脉回流通畅。

第四节　孕产妇管理

孕产妇管理是指从孕前开始，到产后 42 天内，以母子为监护对象，进行系统检查、监护和保健指导，及时发现高危情况，及时转诊和住院分娩，以确保母子安全与健康的一系列管理。我国已普遍实行孕产期系统保健的三级管理，建立健全了孕产妇系统保健网，推广使用孕产妇系统保健手册，着重对高危妊娠进行筛查、监护和管理，降低了孕产妇及围生儿的患病率和死亡率，提高了母体和胎儿的生活质量。

一、孕产期系统保健的三级管理

目前，我国城乡均采用医疗保健机构的三级分工管理，在所有孕产妇均能得到一般保健服务的基础上，对高危孕妇给予更充分的照顾。城市开展医院三级分工（市、区、街道）和妇幼保健机构三级分工（市、区、基层卫生院）。农村也开展三级分工（县医院和县妇幼保健站、乡卫生院、村妇幼保人员），实行孕产妇划片分级分工管理，健全相互间挂钩、转诊等制度。在三级分工中，一级机构（基层医院或保健站）对辖区内全体孕产妇负责，定期检查，一旦发现异常，应及时转至上级医院治疗。

 知识拓展

> **孕产妇健康管理服务规范解读**
>
> 1. 孕产妇健康管理的工作指标：早孕建册率、产后访视率。
>
> （1）早孕建册率：辖区内孕 13 周之前建册并进行第一次产前检查的产妇人数 ÷ 该地该时间段内活产数 × 100%。
>
> （2）产后访视率：辖区内产妇出院后 28 天内接受过产后访视的人数 ÷ 该地该时间内总产数 × 100%。
>
> 2. 早孕建册率考核对象：基层医疗卫生机构，其他相关服务机构。
>
> 3. 早孕建册率指标说明：考核时段辖区内在孕 13 周之前按照《国家基本公共卫生服务规范（第三版）》要求建立"母子健康手册"的孕妇人数比例。
>
> 4. 早孕建册率数据资料来源：考核时段辖区内活产数，孕产妇健康管理记录、健康管理档案。

二、使用孕产妇系统保健手册

为了加强对孕产妇的系统管理，提高产科防治质量，降低孕产妇死亡率、围生儿死亡率和病残儿出生率，建立孕产妇系统保健手册（以下简称"保健手册"）管理制度。

保健手册的使用从确诊早孕时开始，直至产褥期结束时终止，记录孕产妇主要孕产史及异常症状、体征及处理情况，是孕产期全过程的记录摘要。

妇女确诊妊娠后，及时建立保健手册。孕妇凭保健手册在一、二、三级医疗保健机构定期做产前检查。每次产前检查时均应将结果记录在保健手册中。孕妇临产到医院分娩时，将保健手册交给医务人员，出院时医护人员应将住院分娩及产后母婴情况完整地填写在保健手册上，交给孕妇居住地的基层医疗保健机构。该机构接到手册后分别于产妇出院3天内、产后14天和产后28天到产妇家中进行访视，如发现产妇或新生儿有异常情况，应及时给予处理。产后访视结束后将保健手册汇总至县（区）妇幼保健机构进行统计分析。

使用保健手册的优点在于能够使各级医疗机构和妇幼保健机构相互沟通信息，加强协作，做到防治结合。实践证明，在孕产期使用保健手册制度是可行的，效果是令人满意的。

三、对高危妊娠的复查、监护及管理

早孕检查和每一次产前检查均应注意筛查妊娠高危因素，并根据高危妊娠管理程序，按高危评分标准，判断其对母婴健康的危害程度。对高危孕妇要进行专卡登记，专案管理，并在保健手册上做特殊标记，按高危妊娠的程度实行分类、分级管理，定期随访、追访。高危因素复杂或病情严重的孕妇应及时转送至上一级医疗单位诊治和监护。凡高危孕妇均应住院分娩，并尽可能动员在县级或县级以上医疗保健机构待产分娩。县级或县级以上医疗保健机构应提高对高危妊娠的监护手段，根据孕妇情况选择对母体和胎儿最有利的分娩方式，制订计划适时分娩，确保母体和胎儿平安。凡属妊娠禁忌证者，应送至县级或县级以上医疗保健机构确诊，并尽早动员终止妊娠。县级或县级以上医疗保健机构应提高对高危妊娠的监测手段，开设高危孕妇门诊，制订计划适时分娩，确保母体和胎儿平安。高危孕妇的产后访视由乡级以上医疗保健机构负责实施。通过对高危孕妇的筛查和管理，不断提高高危妊娠检出率、高危妊娠随诊率、高危妊娠住院分娩率，降低孕产妇死亡率、围生儿死亡率、病残儿出生率。

【直击护考】

参考护士执业资格考试大纲，本章可能出现的考点有：预产期计算，妊娠期常见症状及护理、胎动计数的意义、产前检查的次数及内容。

直击护考

本章自测题

第四章　分娩期保健

学习目标

1. 掌握各产程的保健措施和"爱母分娩行动"的实施要点。
2. 了解分娩期产妇的生理、心理和社会特点。
3. 熟悉导乐陪伴分娩的概念和特点。
4. 培养尊重、关爱产妇的意识，增强沟通技巧。

案例导学

李女士，26岁，初次妊娠且无分娩史，孕期定期产检均正常。昨晚发现内裤有少量血性分泌物，今晨感觉腹部阵发性疼痛，持续30～40秒，间歇4～5分钟，呈进行性加重，在家属陪同下入院。查体：宫高36 cm，腹围93 cm，LOA，胎心132次/分，骨盆外测量未见异常。李女士非常焦虑，担心腹中宝宝安危，不断询问医护人员多久才能生产。

请思考：

1. 李女士目前处于哪个时期？
2. 如何为李女士提供保健指导？

分娩是指妊娠满28周及以后的胎儿及其附属物从临产发动至从母体全部娩出的过程，临床上分为3个产程，即第一产程（宫口扩张期）、第二产程（胎儿娩出期）、第三产程（胎盘娩出期）。分娩属正常生理过程，但产力、产道、胎儿、产妇精神心理不正常时可引起难产，导致母婴不同程度的损伤。因此，产科医护人员应高度重视分娩期保健工作，采取恰当保健措施，促进自然分娩，降低产妇和围生儿患病率和死亡率。

本章思维导图

本章课件

第一产程保健

第一节　第一产程保健

第一产程又称为宫口扩张期，是指从出现规律宫缩开始至宫颈口完全扩张达 10 cm 为止。初产妇宫颈较紧，故宫颈口扩张较慢，需 11～12 小时；经产妇宫颈较松，故宫颈口扩张较快，需 6～8 小时。在 3 个产程中，第一产程历时最长。正确实施第一产程保健指导是保证分娩顺利进行的重要措施。

一、第一产程产妇和胎儿的生理特点

（一）产妇的生理特点

当产妇出现有规律的宫缩，表现为宫缩持续至少 30 秒，间歇 5～6 分钟，强度较弱，即表明已临产并进入第一产程。随着产程进展，宫缩持续时间逐渐延长，间歇时间逐渐缩短，强度逐渐增强。

（二）胎儿的生理特点

在宫缩的作用下，胎儿沿着骨盆轴逐渐下降，完成下降、俯屈、内旋转等分娩机制，与此同时，胎心和胎头会发生相应变化。

1. 胎心　正常胎心率为 110～160 次/分。宫缩时由于血管受压，子宫、胎盘血流量减少，胎儿暂时处于缺氧状态，多表现为胎心加快；宫缩间歇期，子宫、胎盘缺血明显缓解，胎心恢复正常。

2. 胎头　胎儿娩出时受到产道的挤压，胎头颅骨可发生轻度重叠，使胎头体积变小，有利于胎头娩出。同时，由于受挤压，胎头局部软组织出现水肿，形成产瘤，此为生理现象。

二、第一产程产妇的心理及社会特点

（一）心理特点

由于宫缩疼痛、预感孩子即将到来、入院后环境发生变化等，第一产程中产妇易出现恐惧、焦虑、孤独、依赖等心理，而这些心理反应会影响产程的顺利进展，甚至导致难产的发生。

（二）社会特点

分娩经历对产妇及其家属会产生深远的影响，产妇希望在分娩时得到丈夫、亲人、朋友的陪伴和支持，同时家属也会随着产程进展表现出焦虑不安，希望能陪伴在产妇身边，给予其照顾和支持，以减轻产妇的心理负担。

三、第一产程保健内容

（一）保健目的

（1）监测产程进展情况。

（2）预防和处理第一产程常见并发症。

（3）为产妇提供心理支持，促进自然分娩。

（二）保健措施

1. 检查与监测

（1）宫缩：第一产程初期应每1～2小时检查1次宫缩，随着宫缩加强，检查次数应逐渐增多。监测宫缩的方法有两种：人工监测和胎儿监护仪监测。人工监测是最简单的方法，检查者将手掌放在产妇宫底处腹壁，宫缩时感觉宫体隆起变硬，间歇时松弛变软。连续观察并记录宫缩持续时间、间歇时间、强度和规律性。胎儿监护仪通过宫缩曲线可客观地反映宫缩情况。

（2）宫口扩张和胎先露下降：宫口扩张和胎先露下降是反映产程进展的重要标志，在宫缩极期通过肛门检查或阴道检查了解。临床上将宫口扩张分为潜伏期和活跃期，从规律宫缩开始至宫颈扩张6 cm为潜伏期，初产妇不超过20小时，经产妇不超过14小时；从宫口扩张6 cm到宫口开全（10 cm）为活跃期，扩张速度每小时应大于等于0.5 cm。胎先露下降程度是决定能否阴道分娩的重要观察指标，以颅骨最低点与坐骨棘平面的关系来判定。潜伏期一般每2～4小时检查1次，活跃期每1～2小时检查1次，将每次的检查结果记录于产程图上（图4-1），可动态了解产程进展情况，若发现异常应及时采取措施。

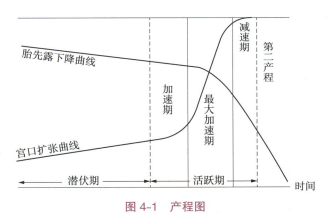

图4-1 产程图

（3）生命体征：每2～4小时监测体温、脉搏、呼吸、血压1次。因宫缩时血压会升高，故应在宫缩间歇期测量血压。

（4）胎心：因为宫缩会影响胎心，故应在宫缩间歇期听取胎心。潜伏期每隔1～2小时听诊1次，活跃期每15～30分钟听诊1次，每次听诊1分钟。临床上多用胎儿监护仪描记胎心曲线，此法可识别胎心率与宫缩、胎动的关系。若胎心率低于110次/分或超过160次/分，均提示胎儿缺氧可能，应立即让产妇左侧卧位和吸氧，并通知医师及时处理。

（5）胎膜破裂：简称破膜或破水。胎膜多在宫口近开全或开全时自然破裂，表现为阴道突然流出大量清亮液体。一旦破膜，应做到"一听二看三记录四抬床尾"，即立即听取胎心，看羊水的颜色、性状和量，记录破膜时间，若胎头未入盆，嘱产妇卧床休息并抬高床尾，防止脐带脱垂。若羊水混有胎粪呈黄绿色，提示胎儿宫内窘迫；若破膜超过 12 小时尚未分娩，应遵医嘱应用抗生素预防感染。

　　2. 产程指导

　　（1）饮食指导：产程中应及时为产妇补充水分，在宫缩间歇期鼓励产妇少量多次进食高热量、易消化的食物，如牛奶、米粥等，以保证充沛的体力。

　　（2）活动与休息：若临产后宫缩不强且未破膜，可鼓励产妇适当活动，以促进产程进展，夜间指导产妇在宫缩间歇期休息，以保持体力。若胎膜已破、有阴道流血，应卧床休息。若休息不佳，特别疲劳，遵医嘱给予镇静剂。

　　（3）卫生指导：指导并协助产妇沐浴、更衣、擦汗，指导产妇排便后清洗外阴，保持外阴部清洁。临产后指导产妇每 2～4 小时排尿 1 次，以免膀胱充盈影响宫缩和胎先露下降。

　　（4）分娩镇痛：分娩镇痛分为非药物性镇痛和药物性镇痛。

　　非药物性镇痛。①呼吸镇痛法。在分娩过程中，产妇根据宫缩调整呼吸的频率和节律，将注意力集中在对自己呼吸的控制上，转移对分娩阵痛的关注，从而减轻分娩疼痛，如拉玛泽呼吸法。②按摩镇痛法。常用腹部按摩镇痛法，宫缩阵痛来临时，将两手置于产妇腹部两侧，以脐为中心，吸气时由两侧到中央，呼气时由中央到两侧按摩。③压迫镇痛法。阵痛时，深吸气后用拳头压迫腰骶部或耻骨联合处镇痛。④水浴镇痛法。产妇躺在恒温且消毒的"分娩水池"里，助产士指导产妇合理地换气放松，同时，在水中也利于产妇休息和变换体位，有助于降低会阴切开率。⑤自由体位。在分娩过程中，以产妇自我感觉舒适、减轻疼痛为原则，可采取卧、坐、蹲、走、立、跪、趴等多种体位，以达到减轻疼痛的目的。⑥经皮穴位电刺激镇痛法。通过表皮电极刺激器持续刺激产妇背部胸椎和骶椎两侧，使局部皮肤和子宫的痛阈值提高，促使内源性镇痛物质产生从而镇痛。

　　药物性镇痛：目前临床上常将小剂量麻醉性镇痛药和低浓度局麻药联合用于腰麻或硬膜外镇痛，这两类药物配伍使用镇痛效果好，可减少麻醉性镇痛药剂量、降低局麻药浓度，并进一步降低母体低血压和胎儿呼吸抑制的可能，是目前首选的分娩镇痛药物组合。采用药物性镇痛时，应密切关注镇痛效果和不良反应，一旦出现呼吸抑制、硬膜外血肿、下肢感觉异常等，应立即通知医生。

拉玛泽呼吸法

📕 知识拓展

理想的药物性镇痛标准

（1）对产妇和胎儿的不良反应小。

（2）药物起效快，作用可靠，方便给药。

（3）避免运动阻滞，不影响产妇运动及宫缩。

（4）产妇处于清醒状态，能配合整个分娩过程。

（5）能满足整个产程镇痛的要求。

3. 心理调适

（1）沟通交流：助产人员应态度和蔼、语言亲切，倾听产妇叙述的各种不适和内心感觉，及时解决她们提出的问题，了解引起产妇焦虑的真正原因并加以调适。若条件允许可让家属陪伴、帮助按摩等，最大限度地减轻产妇的各种不适感。

（2）知识宣教：向产妇介绍产房的环境和医护人员，消除产妇对环境、人员的陌生感。用通俗易懂的语言向她们讲解妊娠、分娩、育儿等相关知识，讲解腹痛与胎儿娩出的关系。随时向产妇通报产程的进展情况，增强产妇自信心，减轻紧张和恐惧心理。

（3）避免刺激：安静、清洁和温馨的分娩环境可减小对产妇的不良刺激。医护人员要态度和蔼、多用鼓励性语言，帮助产妇树立信心。如出现异常情况，要保持冷静，避免口头或肢体语言对产妇造成不良刺激。

（4）保证心理能动性：鼓励产妇利用宫缩间歇期，少量多次进食高热量、易消化的食物，补充足够的水分，恢复精力和体力，以保证较高的心理能动性。

4. 社会支持　为缓解产妇进入产房后的紧张与孤独感，可实施陪伴分娩。对产妇而言，陪伴分娩是一种有效的社会支持，能减轻产妇的紧张和恐惧，防止焦虑，促进分娩顺利进行。目前常用的陪伴分娩方式有助产士陪伴分娩、导乐陪伴分娩、丈夫陪伴分娩、助产士与丈夫共同陪伴分娩。

5. 第一产程常见疾病预防

（1）产程延长：常由精神紧张、过度疲劳、能量供应不足、头盆不称引起。

预防措施：①加强产程指导，注意指导产妇适时休息、合理进食、定时排尿、避免精神紧张等；②加强产程监护，及时处理潜伏期延长、活跃期延长或停滞，处理无效时施行剖宫产。

（2）胎儿窘迫：见于产程延长、产力异常导致胎儿缺氧或酸中毒。

预防措施：①勤听胎心，认真观察产程进展情况，一旦发现胎儿窘迫应积极寻找原因并处理；②鼓励产妇选择自由体位活动，避免仰卧位低血压引起胎儿缺氧；③避免产妇恐惧心理，做好心理调适，因为紧张的心理状态也会导致胎盘供血不足，引发胎儿窘迫。

（3）宫颈水肿：随着宫颈扩张和胎先露下降，宫颈前唇长时间受压于胎头和耻骨联合两个骨性组织，若产妇过早屏气用力，使未完全扩张的宫颈过度受压，则会导致宫颈水肿与充血。

预防措施：①做好心理调适，消除产妇对分娩的恐惧心理，避免精神心理因素导致的难产；②指导产妇切勿在宫口未开全时（第一产程）使用腹压；③有手术指征时尽早手术。

第二节　第二产程保健

第二产程又称为胎儿娩出期，从宫颈口完全扩张至胎儿娩出，初产妇需 1～2 小时，经产妇需数分钟到 1 小时。此期是"五防一加强"的关键时期，即防滞产、防感染、防产伤、防窒息、防出血，加强产程监护。

一、第二产程产妇和胎儿的生理特点

（一）产妇的生理特点

1. 宫缩加强　进入第二产程后，宫缩较第一产程增强。宫缩的时间、频率和强度均达到高峰，宫缩持续 1 分钟或以上，间歇期仅 1～2 分钟。

2. 产妇疲劳　因子宫强烈收缩，阵发性腹痛加重，产妇不能很好地休息和进食，容易出现疲劳。

3. 腹肌、膈肌、肛提肌参与分娩　胎头下降达到骨盆底时，压迫直肠前壁和肛提肌，产妇出现排便感，不由自主屏气增加腹压，腹肌、膈肌、肛提肌均开始参与分娩过程。

4. 会阴极度膨隆　随着产程进展，会阴膨隆，极度伸展，厚度由原来的 4～5 cm 延展至 2～3 mm。

5. 肛门括约肌松弛。

（二）胎儿的生理特点

1. 胎体变化　在宫缩的作用下，胎体在通过产道的过程中，为了适应骨盆各平面的不同径线而进行一系列适应性转动。胎头降至骨盆出口后，于宫缩时胎头露出于阴道口，间歇时又缩回，称为胎头拨露。当胎头双顶径越过骨盆出口，宫缩间歇时胎头也不再回缩，称为胎头着冠。产程继续进展，依次经历仰伸、复位、外旋转，随后双肩和胎体娩出。

2. 胎心变化　进入第二产程后宫缩加强，宫缩时胎心加快，间歇期恢复正常，若宫缩过强或间歇期过短，易出现胎儿宫内窘迫。应每隔 5～10 分钟监测胎心，有条件者使用胎儿监护仪持续监测。

二、第二产程产妇的心理及社会特点

（一）心理特点

1. 紧张、恐惧和焦虑　进入第二产程后宫缩达到最强，腹痛加剧，胎头下降压迫直肠和盆底组织，产妇有胎儿随时娩出的感觉，表现出极度紧张、恐惧和焦虑，甚至情绪失控。产妇的这种心理状态会影响产程进展，导致宫缩乏力，使产程延长。

2. 孤独感和依赖性　陌生的分娩环境及与家人分离使产妇的孤独感进一步加重，因而产生更强烈的依赖性，害怕出现异常情况时无人帮助，表现为强烈要求亲人在旁陪伴。依赖程度与产妇的性格、职业、受教育程度有一定关系。

3.缺乏自信心 部分产妇因害怕疼痛或担心出现意外，对自然分娩缺乏自信心，不管是否有剖宫产的指征都要求剖宫产。

（二）社会特点

产妇进入第二产程后，家属一般在产房外等待，又因产妇即将进入分娩关键时刻而倍加紧张、焦急和担忧，这使家属和医护人员对产妇的社会支持减弱。

三、第二产程保健内容

（一）保健目的

（1）监测产程进展，促使第二产程顺利进行。

（2）为产妇提供产程指导和心理支持。

（3）预防和处理第二产程的异常情况。

（二）保健措施

1.检查与监测

（1）宫缩：注意监测宫缩持续时间、间歇时间及强度，及时发现宫缩乏力或宫缩过强，防止滞产或急产发生。

（2）胎心：勤听胎心，每5～10分钟听诊1次，每次听诊1分钟，注意胎心的频率、节律及强度，有条件的可使用胎儿监护仪动态监测胎心。若胎心异常应立即报告医师，给予产妇吸氧、左侧卧位，必要时行手术尽快结束分娩。

（3）胎先露下降程度：仔细观察胎先露下降的程度，并将结果描记在产程图上，一旦胎头下降停滞，应立即查明原因，及时处理。

（4）破膜：若进入第二产程后仍未破膜，应给予人工破膜，记录破膜时间。破膜后立即监测胎心，观察羊水颜色、性状和量。若羊水混有胎便呈黄绿色，提示胎儿宫内窘迫。

（5）生命体征：注意观察呼吸、脉搏、血压情况，观察产妇的精神状态，若有异常情况，及时发现。

2.产程指导

（1）指导产妇运用腹压：正确使用腹压是缩短第二产程的关键，方法是：宫颈口开全后，产妇在宫缩时，先深吸一口气并屏住，然后像解大便那样向下用力，以增加腹压。宫缩间歇期放松休息。再次宫缩时做同样的动作。胎头着冠后，指导产妇宫缩时张口哈气，宫缩间歇时稍向下用力，使胎头缓慢娩出，防止因胎儿娩出过快导致软产道裂伤。

（2）分娩体位选择：世界卫生组织提倡产妇自由选择分娩体位，不提倡常规的膀胱截石位或平卧位。产妇可自主选择站位、蹲位、坐位等。但在特殊情况下，如宫缩过强、胎儿较小者，为避免产道裂伤，仍需采取膀胱截石位分娩。

（3）分娩镇痛：详见本章第一节"第一产程保健"。

（4）保存体力：第二产程中产妇体力消耗较大，为保存体力，鼓励产妇在宫缩间歇期休息，适当进食高热量、易消化食物。分娩过程中避免大喊大叫，以免消耗能量。

3. 心理调适　多数产妇进入产房就会出现紧张、恐惧、焦虑的心理，医护人员应及时做好心理调适，缓解产妇的不良情绪，使其顺利完成分娩。

（1）知识宣教：医护人员可适当讲解胎儿的娩出过程，告诉产妇在分娩过程中该如何配合，当产妇大致了解分娩过程后，其紧张和焦虑的情绪可以得到很大程度的缓解。

（2）增强自信心：分娩过程中，建议医护人员经常说"做得很好""就这样做""继续努力""再加把劲"等，及时给予产妇鼓励，调动产妇的积极性，增加产妇的自信心，让产妇主动配合完成分娩。

（3）转移注意力：指导产妇进行拉玛泽呼吸、想象一件美好的事情、听轻柔音乐，或者将注意力集中在陪伴者的抚摸和按摩上，缓解产妇的紧张心理，逐步形成对医护人员的信赖。

4. 社会支持　第二产程是产妇最需要关怀和支持的时期。建立家庭式产房，以家庭为中心提供支持，允许产妇与家人在一起，可最大程度地减轻产妇的紧张心理。医护人员通过和蔼的态度、温柔的语言、娴熟的技术赢得产妇和家属的信赖，增强其安全感。

5. 第二产程常见疾病预防

（1）脐带脱垂：常见于胎位异常、头盆不称和胎膜早破。一旦发生脐带脱垂，易导致胎儿宫内窘迫，是导致死胎、死产和新生儿窒息的原因之一。

预防措施：①若胎先露未入盆就已发生了胎膜破裂，则应卧床并抬高臀部；②人工破膜应在宫缩间歇期选择高位破膜，使羊水缓慢流出；③破膜后应立即监测胎心，及时发现脐带受压的情况。

（2）软产道裂伤：常见于会阴保护不当、急产、器械助产过于粗暴。

预防措施：①指导产妇正确使用腹压，正确保护会阴，防止急产发生；②器械助产时正确评估会阴侧切指征，严格按照操作规程进行，手法轻柔，减少对母婴的损伤。

第三节　第三产程保健

第三产程保健

第三产程又称为胎盘娩出期，指从胎儿娩出至胎盘、胎膜娩出，需 5 ～ 15 分钟，一般不超过 30 分钟。此期是防治新生儿窒息、预防产后出血的关键时期。

一、第三产程产妇和新生儿的生理特点

（一）产妇的生理特点

1. 子宫收缩　胎儿娩出后，宫底下降平脐，宫缩暂时停止，产妇有短暂的轻松感。几分钟后宫缩重新出现，宫体变硬呈球形，宫底升高达脐上。

2. 胎盘剥离　胎儿娩出后，子宫迅速收缩使宫腔容积变小，而胎盘不能相应缩小，与子宫壁发生错位从而剥离，有少量血液自阴道口流出。宫缩时产妇再次屏气用力，胎盘随之娩出。

3. 生命体征　胎儿娩出后，由于腹部压力骤降，回心血量暂时减少，心排血量不足，短时间内可有血压下降，重者可导致晕厥及休克。

（二）新生儿的生理特点

1. 呼吸　胎儿娩出后，在声、光、温度和痛觉的刺激下，开始建立正常呼吸。新生儿呼吸较快，出生 1 小时内呼吸频率为 60 ～ 80 次 / 分，1 小时后降至约 40 次 / 分。

2. 循环系统　新生儿脐带结扎后，胎盘循环终止。随着新生儿呼吸的建立、肺泡扩张和肺循环的建立，卵圆孔、动脉导管关闭，右向左分流停止。新生儿心率较快，达 120 ～ 140 次 / 分。

3. 消化系统　新生儿出生后 12 ～ 24 小时内开始排出墨绿色黏稠的糊状胎便，2 ～ 3 天内排完。

4. 泌尿系统　新生儿出生后不久即排尿，超过 48 小时仍未排尿应查找原因。

5. 神经系统　新生儿大脑皮质兴奋性较低，故睡眠时间较长。新生儿存在许多原始反射，如觅食反射、吸吮反射、拥抱反射、握持反射等。

6. 体温调节　新生儿体温调节能力差，体温随外界环境温度的变化而波动，且皮下脂肪薄，体表面积相对较大，易散热，应注意保暖。

二、第三产程产妇的心理及社会特点

（一）心理特点

1. 兴奋　胎儿娩出后，产妇多感到如释重负。当听到新生儿的第一声啼哭时，绝大多数产妇由最初的紧张、焦虑转为兴奋，主要表现为健谈、多问，尤其想知道新生儿情况，急于看到或触摸新生儿。

2. 焦虑、抑郁　当看到新生儿有异常或性别未能如愿时，会加重产妇焦虑。个别产妇甚至可发生抑郁倾向，表现为沉默寡言、情感淡漠或哭泣。产妇剧烈的情绪转变，可引起子宫收缩不良，导致胎盘滞留，甚至产后出血。

（二）社会特点

胎儿娩出后，产妇家属的紧张心理也会减轻，多将注意力转移到新生儿上，而疏于对产妇的照顾，增加了产妇的心理负担。医护人员也可能因产妇分娩结束而暂时放松对产妇的进一步指导，使产妇失去了有力的社会支持。

三、第三产程保健内容

（一）保健目的

（1）监测产程的进程情况。

（2）为产妇提供产程指导和心理支持。

（3）预防和处理第三产程常见并发症。

（二）保健措施

1. 检查与监测

（1）宫缩：若子宫轮廓清楚，宫体变硬呈球形，提示子宫收缩正常；若子宫软，轮廓不清，则提示子宫收缩不良。

（2）胎盘剥离征象：①宫体硬、宫底升：宫体变硬呈球形，子宫下段被扩张，宫体呈狭长形被推向上方，宫底升高达脐上（图4-2）；②脐带降：阴道口外露的脐带自行下降；③有出血：阴道少量流血；④不回缩：用手掌尺侧在产妇耻骨联合上方轻压子宫下段时，子宫体上升而外露的脐带不再回缩。

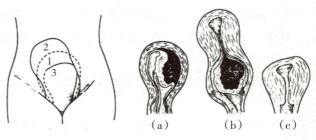

图 4-2　胎盘剥离时子宫的形状

（a）胎盘剥离开始；（b）胎盘降至子宫下段；（c）胎盘娩出后

（3）胎盘、胎膜的完整性：将胎盘铺平，先检查胎盘的母体面胎盘小叶有无缺损，然后提起胎盘，检查胎膜是否完整，再检查胎盘的胎儿面边缘有无血管断裂。疑有副胎盘、部分胎盘或大块胎膜残留时，应在无菌操作下将手伸入宫腔取出残留组织或行清宫术。如确认仅有少量胎膜残留，给予缩宫素待其自然排出。

（4）软产道：仔细检查会阴、小阴唇内侧、尿道口周围、阴道及宫颈有无裂伤，如有裂伤立即缝合。

（5）评估阴道出血量：正常情况出血量不超过 300 mL。可通过容积法、面积法、体积法、休克指数法估计出血量，及时发现产后出血。

（6）产后观察：约有 80% 的产后出血发生在产后 2 小时内，因此，产妇应在产房观察 2 小时，重点观察子宫收缩情况、血压、脉搏、宫底高度、阴道出血量、膀胱充盈程度、会阴及阴道有无血肿等。若有异常，立即通知医生处理。

（7）新生儿检查：主要包括新生儿阿普加评分和新生儿体格检查两个方面。①新生儿阿普加（Apgar）评分：判断有无新生儿窒息及窒息的程度。以出生后 1 分钟内的心率、呼吸、肌张力、对刺激的反应及皮肤颜色 5 项体征为依据，每项 0～2 分（表4-1），满分为 10 分。8～10 分为正常新生儿；4～7 分为轻度窒息，需采取清理呼吸道、人工呼吸、吸氧、用药等措施；0～3 分为重度窒息，需紧急抢救。重度窒息的新生儿，在出生后 5 分钟、10 分钟需再次评分，可反映复苏效果，与新生儿预后关系密切。②新生儿体格检查：测量体重、身长、头围；检查头部、四肢活动情况；检查有无畸形，如唇裂、脊柱裂等；检查脐带断端有无渗血。

表 4-1　新生儿 Apgar 评分

体征	0	1分	2分
每分钟心率	0	<100 次	≥100 次
每分钟呼吸	0	浅、慢、不规则	佳
肌张力	松弛	四肢稍屈曲	四肢屈曲，活动好

体征	0	1分	2分
对刺激的反应	无反应	有皱眉动作	哭、打喷嚏
皮肤颜色	全身苍白	躯干红，四肢发绀、紫绀	全身粉红

2.产程指导

（1）协助胎盘娩出：确认胎盘完整剥离后，指导产妇向下屏气娩出胎盘。

（2）促进体力恢复：胎儿娩出后，产妇多疲乏无力，应嘱咐产妇利用宫缩间歇期休息，并注意补充水分，进食高热量、易消化的饮食，以促进体力恢复。

（3）"三早"：早接触、早吸吮、早开奶。出生后30分钟内将全身裸露的新生儿抱于产妇胸前，进行第一次母婴皮肤接触，同时，新生儿会自行寻找乳房，开始第一次的吸吮。早接触、早吸吮有助于刺激乳汁分泌和子宫收缩，预防产后出血的发生。

3.心理调适　加强对第三产程产妇的心理调适，对缓解产妇焦虑和抑郁的情绪十分重要。医护人员要主动与产妇沟通交流，及时发现产妇的负面情绪，鼓励其说出真实想法和不良感受，进行必要的安抚和疏导。胎儿娩出后，产妇有如释重负感，以为分娩结束，但是医护人员要指导其安静下来。告知分娩还未完全结束，应将注意力转移到第三产程上来，让产妇全身放松休息，等待宫缩的重新出现，促使胎盘顺利剥离。

4.社会支持　新生儿出生后，产妇暂时处于兴奋与激动的状态中，当得知分娩的痛苦还未结束时，产妇会感到疲惫和脆弱，渴望此时有足够的人文关怀和良好的休息环境来满足心理和生理需求。医护人员应该为产妇提供安静且无刺激的产房环境，减少对产妇的感官刺激，给予及时指导。丈夫应给予产妇体贴和关爱。在多方的共同努力下，最大程度地减轻产妇的心理负担，保证产妇安全度过整个分娩期。

5.第三产程常见疾病预防

（1）产后出血：原因包括子宫收缩乏力、胎盘胎膜残留、软产道裂伤和凝血功能障碍。

预防措施：①防止产妇过度紧张，满足基本生理需要；②接生者应正确保护会阴，掌握会阴切开指征，适时切开会阴，以免造成软产道裂伤；对有产后出血可能的产妇，当胎儿前肩娩出后立即给予缩宫素；③准确识别胎盘剥离征象，不可过早牵拉脐带或按压子宫，胎盘娩出后仔细检查胎盘和胎膜是否完整；④产后2小时严密观察，落实"三早"。

（2）新生儿窒息：新生儿死亡的主要原因之一，是出生后最常见的紧急情况，必须积极抢救和正确处理，以降低新生儿死亡率。

预防措施：①积极纠正第二产程中胎儿窘迫；②当胎儿窘迫纠正不佳，产程延长使胎头受压时间过长时，尽快实施阴道助产或剖宫产结束分娩；③在胎儿娩出前4小时内慎用镇静剂，防止新生儿呼吸中枢抑制，导致窒息；④早产儿应注意促进胎肺成熟，分娩前3天或24小时内给予地塞米松。

第四节　爱母分娩行动和导乐陪伴分娩

导乐陪伴分娩

爱母分娩行动是世界卫生组织倡导的产时服务新模式、新概念，目的是促进、保护和支持自然分娩。导乐陪伴分娩是爱母分娩行动的具体实施和体现，旨在让妇女觉得分娩是轻松而愉快的。

一、爱母分娩行动

（一）概述

1. 背景　20世纪70年代末，世界范围内，分娩过程中存在过多的医疗干预，使剖宫产率呈上升趋势。鉴于此，世界卫生组织提出了爱母分娩行动，主要内容是爱护母亲，在产妇分娩过程中加强陪伴，给予产妇生理、心理和情感上的支持，以增强产妇的信心，顺利地完成自然分娩过程，避免遭受不必要的医疗干预及手术对母婴造成伤害。

2. 自然分娩的益处　分娩是人类繁衍中的一个正常生理过程，是人类的一种本能行为。产妇和胎儿都有主动参与并完成整个分娩过程的潜能。自然分娩对产妇和胎儿都是有益的。

（1）对产妇的益处：①产妇能体验整个分娩过程，而不用受任何药物的影响，不必经历手术和麻醉的风险；②自然分娩时宫缩带来的阵痛使产妇大脑产生内啡肽，可给产妇带来兴奋感；③垂体分泌的缩宫素不仅能促进产程的进展，还能促进产后乳汁的分泌；④产后腹部无伤口，损伤较少，能减少产后出血及感染的机会；⑤产后恢复快，既能尽早亲自照顾孩子，又能缩短住院时间，减轻经济负担。

（2）对胎儿的益处：①分娩过程中，胎儿头部受挤压而充血，可提高呼吸中枢的兴奋性，有利于新生儿出生后迅速建立正常呼吸；②胎儿胸廓受到有节奏的压缩和扩张，有利于促进胎儿肺泡扩张以及出生后正常呼吸的建立；③经阴道分娩可将胎儿呼吸道内的羊水和黏液挤出，从而降低新生儿吸入性肺炎的发生；④通过应激反应可使肾上腺皮质激素增多，促进免疫因子的产生，从而增强新生儿的抗病能力；⑤胎体受压能刺激神经末梢，促进胎儿神经系统的发育。

3. 剖宫产的风险与危害　剖宫产是抢救母子生命而做的手术，但过度应用则有害，应严格控制剖宫产手术指征。

（1）对母体的危害：①心理问题，没有经历自然分娩的过程，产妇心理上存在缺失感；②手术并发症，如刀口问题、粘连问题、麻醉风险、出血等，再次妊娠时，前置胎盘、子宫破裂等风险增高；③产后恢复问题，术后恢复慢，相比自然分娩失血量更多，影响母乳喂养等。

（2）对新生儿的影响：①可能有更多的医源性早产、新生儿损伤、新生儿肺部问题或新生儿黄疸等；②喂养问题，产后用药、伤口疼痛影响母乳喂养；③更多的神经系统功能障碍，如语言延迟，自闭症等；④更高的免疫系统疾病发生率，如哮喘、湿疹、免疫功能紊乱等。

（二）理论基础

1. 分娩过程的正常性　自然分娩是一个正常、健康的过程。健康的产妇有能力完成分娩过程。自然分娩是大多数产妇最适宜的分娩方式，要重视、支持和保护分娩的正常性。

2. 支持的重要性　产妇对分娩的信心受环境和周围人的影响。母婴虽是两个独立的个体，却又紧密相连，母婴间的联系是非常重要的，必须受到尊重。

3. 维护产妇的自主权　产妇有权经历愉快而健康的分娩过程，选择她认为安全、满意的分娩场所，获取关于妊娠和分娩的科学知识、产时各种干预措施及用药利弊的最新信息，并有选择采用或拒绝的权利。

4. 无损伤性　分娩过程不宜常规采用干预措施，过多的干预措施会对母婴产生影响，必须有指征时才可采取。

5. 医护人员的职责　医护人员应根据产妇的个体需求提供相应的服务。

（三）实施要点

1. 提供分娩陪伴　为所有产妇提供分娩陪伴。

2. 普及分娩知识　为公众提供分娩知识，普及有关产时服务的操作和程序等。

3. 尊重各地风俗文化　注意不同价值观和宗教信仰的差异，尊重不同民族产妇的民族习俗，在不影响治疗、护理的前提下提供合理的服务。

4. 同意产妇自由选择体位　为产妇提供适宜的活动场所，第一产程时鼓励产妇多走动，在他人帮助下，采取直立位、半蹲位或跪位以缓解分娩疼痛。不提倡采用平卧位或膀胱截石位分娩。

5. 提供良好的围生期保健服务　通过制订明确的围生期保健规定和程序，加强各级妇幼保健机构及社区服务管理，为围生期妇女提供良好的围生期保健服务。

6. 不宜常规使用缺乏科学依据的操作　如剃毛、灌肠、静脉点滴、禁食、早期人工破膜、电子监护等。

7. 教育医护人员用非药物性镇痛，不鼓励使用镇痛剂和麻醉药。

8. 鼓励所有母亲和家庭，在条件允许情况下都要接触、搂抱、母乳喂养和照顾自己的孩子，包括患病、早产及有先天性畸形的婴儿。

9. 不主张非宗教性的男婴包皮环切。

10. 力争达到世界卫生组织、联合国儿童基金会倡导的促进母乳喂养成功的十项措施。

二、导乐陪伴分娩

导乐是希腊语"Doula"的音译，原意为一个有生育经验的妇女帮助另一个正在分娩的妇女。导乐陪伴分娩是指有爱心、有生育经验的妇女在产前、产时及产后持续地给予产妇生理上的支持和帮助以及精神上的安慰和鼓励，使产妇感到舒适、有安全感，顺利完成分娩过程。

（一）概述

1. 背景　20世纪50年代，美国医生狄立斯通过研究证实了分娩是一个自然的生理过程，掌握好临产的正确诊断、一对一护理、采用按摩和一些非药物镇痛措施能预防难产，提高分娩服务质量，从而促进母婴健康。在此基础上，美国克劳斯医师提出了导乐分娩这一概念，并在美国逐渐推广。20世纪90年代，王德芬教授最先将导乐分娩引入中国，并于1996年6月在江苏率先实施，经过近30年的发展，国内至今有近4 000位产妇享受了导乐分娩。

2. 导乐的条件　凡是有生育经验，富有爱心、同情心、责任感，乐于助人，具有较好的人际沟通能力，能给人以信任感的妇女都可以担任导乐。助产士和护士也可以担任导乐。

3. 导乐的工作守则

（1）导乐的主要任务：帮助产妇最大可能地发挥其自身潜力来完成自然分娩。

（2）持续地给产妇以鼓励和支持：在产妇阵痛强烈时，帮助产妇调整好心理状态，采取非药物镇痛方法帮助产妇缓解疼痛，也可帮助产妇将集中在宫缩疼痛的注意力转移到想象上，如想象宫颈口在逐渐扩张，胎儿逐步下降。

（3）随时准备好用目光、语言及按摩等来帮助产妇，使产妇保持平静、放松、乐观，感到舒适、安全并受到鼓舞。

（4）观察并尽量满足产妇的需要。

（5）熟悉产房的环境、人员和设备，遵守医院的规章制度。

（二）特点

1. 以产妇为主体　导乐陪伴分娩由导乐和丈夫共同承担对产妇的支持和帮助，满足产妇的生理和心理需求。导乐要以亲切的目光、语言、表情去安慰和鼓励产妇，以科学的方法指导产妇减轻痛苦；同时客观、仔细地观察产妇，根据产妇的需求，指导其饮食、活动和休息。

2. "一对一"服务　导乐既不同于医护人员，也不同于丈夫。医护人员仅对医疗结果负责，丈夫给予的多是精神上的支持和关爱，而导乐既是产妇的朋友，让产妇感到轻松，又是产妇和丈夫的指导者，通过科学的方法，用抚摸、按摩、热敷等多种方法减轻产妇的痛苦，还架起了医护人员和产妇之间的沟通桥梁。

3. 导乐陪伴分娩和传统分娩的比较　导乐陪伴分娩让产妇更舒适、安全。真正体现了爱母分娩行动的实质，使分娩回归自然。

（三）具体实施

1. 产前访视　和夫妇相互熟悉，陪伴夫妇一起熟悉医院环境。回应孕妇对分娩的担心和问题，向孕妇示范放松动作，向孕妇介绍分娩的各种体位。

2. 产时指导　从产妇住进医院开始，导乐就会陪伴在其身边，向产妇介绍分娩知识，消除产妇的恐惧心理。同时，仔细观察产妇出现的各种情况，若有异常及时通知医生进行处理。

（1）第一产程：①向医生或助产士介绍产妇的基本情况，协助做好各项准备工作；②教会产妇缓解宫缩疼痛的方法，如呼吸法、按摩法、压迫法、转移注意力等；③让产妇尽可能放松，采取自由体位，如站、蹲、跪、坐等，尽量避免长时间取仰卧位；④宫缩间歇时鼓励产妇进食高热量、易消化的食物，补充水分，定时排尿；⑤若胎膜未破，可用温水盆浴以减轻痛感，若胎膜已破，可用温水淋浴，并用热毛巾湿敷腹部和大腿内侧；⑥第一产程晚期，产妇宫缩加强，频率加快，导乐为产妇进行按摩，帮助产妇更换和改变体位，使产妇处于最舒适的状态，帮助产妇保持体力；⑦利用胎心监护仪的胎心声音，加深产妇做母亲的幸福感和责任感；⑧随时告知产程的进展及胎儿的情况，帮助产妇树立信心。

（2）第二产程：①提倡自由体位，指导产妇屏气用力，指导产妇与医护人员配合；②向产妇解释产程进展，不断给予肯定和鼓励，使其增强信心；③宫缩时帮助产妇进行非药物镇痛，减轻痛苦，在宫缩间歇期指导产妇全身放松；④随时满足产妇的生理需求，如饮水、擦汗等。

（3）第三产程：向产妇及其家人表示祝贺，共同分享产妇的喜悦。对新生儿表现出失望的父母应给予正面的安慰。让新生儿能够与产妇早接触，新生儿早吸吮、产妇早开奶。

3.产后指导　分娩结束后，陪同产妇一起返回病房，并与其家人一同回忆分娩经过，共享分娩感受，协助护理新生儿。此外，叮嘱产妇排尿，防止产后出血。

【直击护考】

参考护士执业资格考试大纲，本章可能出现的考点有：产程划分、产程监测、产程指导、新生儿阿普加评分。

直击护考

本章自测题

第五章　产褥期保健

学习目标

1. 掌握产褥期产妇的生理特点及保健措施，并能进行健康宣教。
2. 掌握产褥期异常情况的识别并进行指导。
3. 了解产褥期产妇的心理及社会特点。
4. 熟悉产褥期保健的基本内容。
5. 培养尊重、关爱产妇的责任心，增强沟通技巧。

案例导学

张女士，26岁，初产妇，顺产后第二天早晨喂母乳时感觉下腹部阵发性疼痛，查体：体温37.2℃，血压105/67 mmHg，双乳房稍硬，无红肿及波动感，宫底脐下一指宫体无压痛，恶露鲜红色，血腥味。

请思考：

1. 张女士发生了何种情况？
2. 针对张女士目前状况，需要提供哪些保健指导？

产褥期是指产妇从胎盘娩出至全身各器官（除乳腺外）恢复或接近孕前状态所需的一段时间，通常为6周。尽管产褥期不长，但它对母婴的健康和女性产后生活质量至关重要，这一时期产妇在生理、心理上都会产生较大的变化。随着生活水平的不断提高，女性产后保健意识越来越强，医护人员应加强产褥期的保健指导，以促进母婴身心健康。

本章思维导图

本章课件

第一节　产褥期妇女特点

认识产褥期

一、产褥期妇女的生理特点

（一）生殖系统

1. 子宫　产褥期子宫的变化最明显，主要变化为子宫复旧。子宫复旧是指胎盘娩出后子宫恢复到未孕状态的过程，包括子宫体肌纤维缩复、子宫内膜再生、子宫下段及宫颈变化及恶露变化。

（1）子宫体肌纤维缩复：子宫体肌纤维的缩复是肌细胞体积的缩小。随着肌纤维缩复作用，子宫体收缩变硬，逐渐缩小，宫底每天下降 1～2 cm，产后 1 周子宫缩小至约妊娠 12 周大小。产后 10 天，子宫降至骨盆腔内，耻骨联合上触摸不到宫底，产后 6 周，子宫基本恢复至孕前大小。分娩结束时子宫重约 1 000 g，产后 6 周子宫恢复至 50～70 g。

（2）子宫内膜再生：胎盘与子宫壁分离娩出后，胎盘附着处面积缩小，子宫蜕膜坏死脱落随恶露排出。3 周后胎盘附着处以外的子宫内膜由基底层再生修复形成新的功能层，但胎盘附着处的子宫内膜完全修复约需 6 周。如果复旧不全，可能发生晚期产后出血。

（3）子宫下段及宫颈变化：产后 6 周，子宫下段恢复形成非孕时的子宫峡部。胎盘娩出后的宫颈壁薄、松软，宫颈外口呈环形如袖口状。产后 2～3 天，宫口仍可容 2 指，产后 1 周，宫颈内口关闭，产后 4 周，宫颈基本恢复至正常状态。分娩时，宫颈常在 3 点及 9 点处发生轻度裂伤，导致初产妇宫颈外口由圆形变成"一"字横裂形（经产妇）。

（4）恶露变化：产后经阴道排出的坏死蜕膜组织、血液、细菌及宫颈黏液称为恶露。根据恶露的颜色及内容物不同，分为 3 种：①血性恶露：色鲜红，含有大量血液，持续 3～4 天；②浆液性恶露：色淡红似浆液，含有少量血液、较多的坏死蜕膜、黏液和细菌，约持续 10 天。③白色恶露：白色、黏稠，含有大量白细胞、坏死蜕膜及细菌等，约持续 3 周。正常恶露有腥味，但无臭味，总量为 250～500 mL，随着子宫的复旧，量逐渐减少，持续 4～6 周。恶露增多，持续时间长并伴有臭味，应考虑宫腔内胎盘或胎膜残留，或合并宫腔感染。

2. 阴道和外阴　产后外阴可有轻度水肿，一般于产后 2～3 天内自行消退。产后 3 周，扩大、松弛的阴道逐渐恢复皱襞，肌张力逐渐恢复，但阴道的紧张程度尚不能恢复至孕前状态。会阴切口或会阴轻度裂伤，一般在产后 3～5 天愈合。分娩时撕裂的处女膜，成为残缺不全的处女膜痕。

3. 盆底组织　盆底肌及其筋膜在分娩时过度扩张导致弹性降低，且常伴有部分肌纤维撕裂。产后 1 周，盆底肌肉及其筋膜充血水肿消失，组织张力也逐渐恢复。产褥期如能坚持产后康复训练，盆底肌弹性可恢复到接近孕前状态。若产后恢复不良，易导致阴道壁膨出，甚至子宫脱垂。

（二）乳房的变化与泌乳

1. 乳房的变化　产后 2～3 天，乳房增大，皮肤紧张，表面静脉扩张，充血，可使产妇出现胀痛感和触痛。如有副乳腺，也会肿胀疼痛。由于乳房充血影响血液及淋巴的回流，可导致局部淋巴结肿大。严重者，乳腺管阻塞，乳汁排出不畅，同时还可有不超过 39℃ 的低热，称为泌乳热。不哺乳者，上述乳房变化可在产后 1 周左右消失，乳房恢复正常。

2. 泌乳　乳腺分泌乳汁的神经体液调节复杂：随着胎盘剥离和排出，产妇血中的胎盘生乳素、雌激素、孕激素水平急剧下降，胎盘生乳素在产后 6 小时内消失，孕激素在数日后下降，雌激素则在产后 7 天下降至基线水平。雌激素有增加垂体催乳素对乳腺的发育作用，但又有抑制乳汁分泌、对抗垂体催乳素的作用，产后呈低雌激素、高催乳素水平，乳汁开始分泌。新生儿吸吮动作能反射性地引起神经垂体释放缩宫素，缩宫素使乳腺腺泡周围的肌上皮细胞收缩，增加乳腺管内压，喷出乳汁，表明吸吮是保持乳腺不断分泌的关键。不断排空乳房，也是维持乳汁分泌的一个重要条件。此外，乳汁分泌还与产妇营养、睡眠、情绪及健康状况密切相关。哺乳有利于生殖器官更快得以恢复。

（三）生命体征

产妇产后 24 小时内体温略升高，但一般不超过 38℃。产后 3～4 天，因乳房血管、淋巴管极度充盈，体温也可高达 39℃（即泌乳热），12 小时内恢复正常。产后呼吸深慢，14～16 次/分。脉搏略缓慢，60～70 次/分，产后 1 周恢复正常。血压平稳，在正常范围内。

（四）血液循环系统

1. 循环系统　产褥早期（产后 72 小时内），子宫—胎盘循环停止和子宫缩复使大量血液从子宫进入体循环，同时由于妊娠子宫的压迫解除，下肢静脉回流增加，以及妊娠期过多的组织间液重吸收，使得血容量增加 15%～25%，血液进一步稀释，此期间心脏负担加重，心搏出量可增加 35%。正常产妇可以耐受，但对有心脏病的产妇，容易诱发心力衰竭。循环血量在产后 2～3 周逐渐恢复正常。

2. 血液系统　产后红细胞计数及血红蛋白值逐渐升高，生理性贫血得以纠正。白细胞总数在产褥期仍较高，可达 20×10^9/L，中性粒细胞增多，淋巴细胞稍减少，血小板数增多，红细胞沉降率于产后 3～4 周完全恢复。

3. 凝血系统　产褥早期血液仍处于高凝状态，血中纤维蛋白原仍处于高水平，凝血酶原和凝血活酶系统也增强，这些对防止产后出血是有利的；但产褥期高凝状态和下腔静脉血流缓慢也可成为形成血栓的因素。这种高凝状态在产后 4 周才能恢复。

（五）消化系统

妊娠期胃酸减少，胃肠道平滑肌收缩力下降，使胃肠道肌张力和蠕动均减退。产后胃肠道肌张力和蠕动以及胃酸分泌需 1～2 周才能恢复正常。因此，产后数日内产妇仍食欲欠佳，喜食汤食。此外，由于产后腹壁及盆底肌肉松弛，活动少，故易发生便秘和肠胀气。

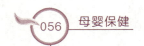

（六）泌尿系统

由于产后子宫复旧及妊娠期潴留的水分进入循环，产后肾脏利尿作用加强，故产后最初 1 周尿量增多。而妊娠期发生的肾盂及输尿管扩张，需 4～6 周才能恢复正常。在分娩过程中，由于膀胱受压致使黏膜水肿、充血及肌张力降低，以及会阴伤口疼痛，不习惯卧床排尿等，容易发生尿潴留。

（七）内分泌系统

产后 1 周，雌激素、孕激素降至未孕状态。产后 6 小时血中测不到胎盘生乳素。不哺乳产妇通常在产后 6～10 周月经复潮，在产后 10 周左右恢复排卵。哺乳产妇的月经复潮延迟，有的在哺乳期月经一直不来潮，平均在产后 4～6 个月恢复排卵。产后较晚恢复月经者，首次月经来潮前多有排卵，故哺乳产妇未见月经来潮却有受孕的可能，应注意避孕。

（八）腹壁

妊娠期出现的下腹正中线色素沉着，在产褥期逐渐消退。初产妇紫红色妊娠纹随时间推移变成银白色妊娠纹。腹壁皮肤受妊娠子宫增大的影响，部分弹力纤维断裂，腹直肌呈不同程度的分离，产后腹壁明显松弛，腹壁紧张度需在产后 6～8 周恢复。

（九）其他

部分产妇在产褥期早期因宫缩引起下腹部阵发性疼痛，称为产后宫缩痛。于产后 1～2 天出现，持续 2～3 天自然消失，哺乳时可加剧，以经产妇多见。产后 1 周内褥汗较多，多为产后皮肤汗腺排泄功能旺盛所致。

二、产褥期的心理及社会特点

（一）心理特点

产妇在产褥期的心理状态对其在产褥期的恢复及哺乳都有重要影响。一般来说，产褥期产妇的心理处于脆弱和不稳定状态，其与产妇在妊娠期的心理状态、对分娩经过的承受能力、环境以及包括对婴儿的抚养、个人及家庭的经济情况等社会因素均有关。

美国心理学家鲁宾于 1977 年提出产妇的心理调适分为 3 期，即依赖期、依赖—独立期和独立期。①产后前 3 天，由于身体不适，产妇的很多需求都是通过别人来满足的，如对孩子的关心、喂奶、沐浴等，因此，这个阶段为产妇的依赖期。②从产后第 4 天开始，产妇进入依赖—独立期，随着身体恢复变得较为独立，能进行自我护理，并将注意力从自己身上向新生儿转移，开始接纳新生儿，并喜欢给新生儿哺乳、换尿布、洗澡等。③产后 14 天以后，产妇完全进入新的角色，从依赖—独立期进入独立期，能够和家人、婴儿成为一个完整的系统，形成新的生活方式，独立完成新生儿的哺育和护理等。

然而，部分产妇在经历了妊娠、分娩后，如遇新生儿窒息、产伤或畸形等意外事件可使其焦虑。也可因生活中产妇具有太多负担，尤其是分娩前心理准备不足、产后适应不良、产后早期睡眠不足、照顾婴儿过于疲劳、产妇年龄小、夫妻关系不和、缺乏社会支持、家庭经济状况、婴儿性别期望和健康状况等诱发因素使产妇焦虑。性格内向、保守和固执的产妇，其依赖性、被动性、忧郁和缺乏信心感较为明显，主要表现为以哭泣、忧郁和烦闷为主征的精神症状，有少数可能会发展为产后抑郁症（以情绪低落、欲望下降、活动降低和评价消极为特征的一组综合征）。

 知识拓展

产后抑郁症诊断标准

（1）在产后 2 周内出现下列 5 条或 5 条以上的症状，必须具备①②两条：①情绪抑郁；②对全部或多数活动明显缺乏兴趣或愉悦；③体重显著下降或增加；④失眠或睡眠过度；⑤精神运动性兴奋或阻滞；⑥疲劳或乏力；⑦遇事皆感毫无意义或自责感；⑧思维力减退或注意力溃散；⑨反复出现死亡想法。

（2）在产后 4 周内发病。

（二）社会特点

随着现代社会的快速发展，人们的工作节奏不断加快，社会对女性的工作要求越来越高。目前的产妇多为初产妇，缺乏育儿经验，又面临着工作或再次就业的压力。在时间和精力有限的情况下，同时扮演好家庭角色和职业角色往往容易造成工作与家庭间矛盾冲突，给产后女性带来更多的精神压力与困惑。因此，产后女性需要更多的社会支持，工作单位的照顾，家庭成员的理解、关爱和帮助。

第二节 产褥期保健内容

产褥期保健

一、保健目的

（1）做好产褥期指导，促使产妇生理功能恢复。

（2）及时做好心理调适，促进产妇情绪稳定。

（3）预防和及时发现产褥期疾病。

二、保健措施

（一）检查与监测

1.一般情况 观察饮食、睡眠、大小便、全身感觉和精神心理状态等，确定产妇身体健康情况。

2.生命体征 产后要严密观察产妇体温、呼吸、脉搏、血压的变化，尤其是产后 2 小时内，如发现产后出血等异常情况，应立即通知医生。

3.子宫复旧及恶露 嘱产妇排尿，按摩子宫使其收缩，测量宫底高度、子宫下降的程度，观察恶露的量、颜色及气味，及时发现晚期产后出血、产褥感染、子宫复旧不良等异常情况。

4. 会阴　注意会阴水肿有无消退；如有会阴伤口者，应注意观察会阴伤口有无水肿、硬结、疼痛加剧、脓性分泌物流出甚至伤口裂开，如伴有发热，应警惕伤口感染。

5. 乳房　检查乳房的充盈程度，局部有无红肿硬结，乳头有无皲裂。

6. 合并症及并发症　对妊娠合并心脏病的产妇应注意观察心脏功能，如出现胸闷、气短、心悸等症状应警惕心力衰竭。对妊娠期高血压疾病的产妇应注意观察血压、面部表情及精神状态，防止产后子痫的发生。对妊娠合并病毒性肝炎者应注意产后肝功能变化。

7. 下肢血栓　经常监测下肢温度及血管搏动，如下肢温度下降、感觉麻木、酸胀、足背动脉搏动减弱，均应警惕下肢静脉血栓形成。

（二）生活与卫生指导

1. 环境　保持房间空气流通，温度、湿度适宜。夏季应避免衣裤包裹、门窗紧闭，防止中暑，但也不宜直接吹风，以防感冒。冬季每日开窗通风 3～4 次，每次 20～30 分钟。另外，床铺应保持整齐、清洁、干燥。

2. 饮食指导　正常分娩 1 小时后产妇可进食流质或清淡半流质食物。产后 1～2 天因疲劳无力、肠胃功能差，可选择清淡、稀软、易消化的食物，之后逐渐过渡到普通饮食。产后饮食要品种多样、不过量，多喝汤水，餐次每日 4～5 次，适量补充维生素和矿物质。动、植物性食物搭配，产褥期可比平时多吃鸡蛋、禽肉类、鱼类、动物肝脏、动物血等以保证供给充足的优质蛋白质，并促进乳汁分泌，但不应过量。还必须重视蔬菜、水果的摄入。产后不宜吃辛辣、刺激性食物，忌烟酒，避免喝浓茶或咖啡。Ⅲ度会阴裂伤者产后 1 周内进食无渣饮食。剖宫产术后一般给予流食，但忌用牛奶、豆浆、含大量蔗糖等胀气的食物；肛门排气后可恢复正常饮食。对于采用全身麻醉或手术情况较为复杂的剖宫产术后产妇，其饮食需遵医嘱。

🖋 知识拓展

《中国居民膳食指南（2022）》哺乳期妇女膳食指南关键推荐

在《中国居民膳食指南（2020）》平衡膳食准则八条基础上，增加以下 5 条核心推荐：

（1）产褥期食物多样不过量，坚持整个哺乳期营养均衡。

（2）适量增加富含优质蛋白质及维生素 A 的动物性食物和海产品，选用碘盐，合理补充维生素 D。

（3）家庭支持，愉悦心情，充足睡眠，坚持母乳喂养。

（4）增加身体活动，促进产后恢复健康体重。

（5）多喝汤和水，限制浓茶和咖啡，忌烟酒。

3. 卫生指导　产后每天应进行洗漱，洗漱时要用温水，水温不要太高，以感到不烫手且舒服为宜。产妇出汗多，应勤洗澡，勤换内衣和床单，保持皮肤清洁舒适。洗澡次数依季节和个人习惯而定，以淋浴为宜，减少经阴道和尿道逆行感染的机会。注意会阴部清洁，每日2次用消毒液冲洗或擦洗会阴部，勤换消毒会阴垫。产妇会阴部有伤口的，休息时应注意采取健侧卧位，保持伤口干燥，利于愈合。会阴部水肿严重者，可局部用50% 硫酸镁湿热敷。会阴部切开缝合术后拆线一周内避免采用下蹲姿势，以免过度牵拉，影响伤口愈合。

4. 休息与运动　产后宫缩痛和产后会阴部疼痛及分娩疲劳，会使产妇感到身体不适，应卧床休息。休息时宜侧卧，并经常变换体位。经阴道自然分娩的产妇，产后6～12小时即可起床做适当活动，产后24小时可在室内随意走动，剖宫产术后2天离床活动，产后腹肌、盆底肌、子宫韧带松弛，不宜过度劳累，避免长时间站立或保持蹲位，以免腹压增加，影响盆底组织恢复。

产后适当活动、锻炼有助于腹壁、盆底肌肉张力的恢复，预防尿失禁、膀胱直肠膨出及子宫脱垂；能促进血液循环，预防血栓性静脉炎；能促进胃肠蠕动，增进食欲和预防便秘；能促进子宫收缩，减少晚期产后出血的发生。一般产后第2天就应进行规律的、具有一定强度的活动和锻炼。产妇应熟悉产褥期保健操，根据自身具体情况由弱到强，循序渐进地进行产后锻炼。产褥期保健操共7节，每节做8～16次，每1～2天增加1节，直至产后6周。之后可以开始进行有氧运动，如散步、慢跑等，一般从每天15分钟逐渐增加至每天45分钟，每周坚持4～5次，形成规律。运动时应注意安全，如有局部疼痛或阴道流血量增加，应及时终止运动，并咨询医护人员。

产后保健操

5. 计划生育指导　产褥期内禁止性生活。产后6周进行检查，如生殖器官恢复正常则可恢复性生活。由于产后6周后有排卵的可能，所以建议母乳喂养的夫妻以工具避孕为宜，不哺乳者可选用药物避孕，剖宫产者须避孕2年后方可再次妊娠。

（三）心理调适

1. 消除心理障碍　医务人员应耐心倾听产妇对分娩经过的描述，对产妇在妊娠过程中的努力、分娩中的配合要加以赞赏，强化产妇的愉悦心情，宣泄不良情绪，消除焦虑心理，帮助产妇分析、认识精神症状，使其情绪安定，防止抑郁。

2. 促进产妇角色转换　新生儿的啼哭、产妇哺乳和对新生儿的护理，可促进母婴情感联结，使产妇的注意力由自身转向新生儿。因此，在产妇获得充分休息的基础上，让产妇多抱孩子，鼓励产妇积极参与护理孩子的日常活动，培养母子感情，加快进入母亲角色。

3. 帮助产妇独立　帮助产妇学习产褥期护理新生儿的知识和技能，制订护理计划，逐步参与，直至独立完成对自身和新生儿的护理，承担起母亲的责任。鼓励产妇按照自己的计划，将情感护理与动作护理有机结合起来，完成新生儿护理过程，实现从依赖到独立的过渡。对新生儿的护理包括情感性护理和动作性护理。情感性护理是用积极的态度去观察新生儿的需求，用眼睛与之交流，从新生儿的哭闹中了解其需求。动作性护理包括哺乳，给新生儿换尿布、沐浴、更衣，观察大小便，抚摸等。

（四）家庭与社会支持

指导丈夫及其他家庭成员培养新家庭观念，营造和谐的家庭氛围，参与产妇和新生儿的护理，给产妇关心、理解和无微不至的照顾，使产妇感受到家庭的温暖和亲人的关爱。医护人员要遵守保密性医疗制度，避免不良的语言刺激，耐心倾听和及时解答产妇提出的问题。如遇新生儿窒息、新生儿出生缺陷或死亡等意外，必须在适当的时机，采取适当的方式与家属一起和产妇进行沟通，并与分娩健康新生儿的产妇分开居住，以免触景生情，增加精神创伤。社区卫生服务机构应按时进行产褥期访视，做好检查、监测和指导。

（五）产褥期常见疾病与预防

1. 尿潴留　在产后4～6小时大多数产妇能自然排尿，个别产妇因分娩过程中膀胱受压致黏膜充血水肿、肌张力下降、产后疲倦、会阴部伤口疼痛和不习惯床上排尿等，出现尿潴留。若膀胱过度充盈，则会影响子宫收缩，导致产后出血的发生。

预防原则：①督促产妇产后2～4小时起床自行排尿，鼓励产妇坐起排尿；②若4小时不能自行排尿，可用温水冲洗外阴或者让产妇听流水声，通过反射诱导排尿；③热敷下腹部，或者按摩膀胱部位，促进逼尿肌收缩引发排尿；④肌内注射甲基硫酸新斯的明1 mg兴奋膀胱逼尿肌促进排尿；⑤采用中医疗法，针刺关元、气海、三阴交、阴陵泉等穴位诱导排尿；⑥上述方法无效时，应在严格消毒下予以导尿，留置导尿管1～2天，可恢复自行排尿功能。

2. 产后便秘　产后便秘常因产后活动少、腹肌及盆底肌肉肌张力降低或肠蠕动减慢引起。

预防原则：①指导产妇产后早下床活动，避免长期卧床；②调整饮食，多饮水、进食蔬菜等富含粗纤维的食物，可预防便秘的发生；③一旦发生便秘，可口服缓泻剂，外用开塞露。

3. 晚期产后出血　分娩24小时后，在产褥期发生的子宫大量出血，称为晚期产后出血，以产后1～2周发病最常见。常见的病因为胎盘胎膜残留、胎盘附着面感染或复旧不全、剖宫产术后子宫伤口裂开等。

预防原则：①产后仔细检查胎盘、胎膜，发现残留及时清除；②产后仔细观察子宫收缩情况，收缩不良时，及时应用缩宫素；③行剖宫产术时应认真缝合止血；④做好产褥期卫生指导，预防产褥感染。

4. 产褥感染　产褥感染是指产前、产时或产后有病原体侵入生殖道引起局部和全身的炎性变化，常因分娩时及产后机体抵抗力减弱、生殖道防御功能下降、助产及产后感染机会增多引起。

预防原则：①孕期加强卫生宣教，加强营养，增强体质；积极治疗阴道炎、宫颈炎性疾病；临产前2个月禁止性生活及盆浴。②分娩期，医护人员要严格遵守无菌操作规范，产妇用物要清洁消毒；避免急产、滞产、胎膜早破、产道损伤、产后出血、胎盘胎膜残留等；若发生上述情况，必要时给予抗生素预防感染。③注意产褥期卫生，保持外阴清洁卫生，勤更换消毒会阴垫，便后清洗会阴；产后加强营养，早离床活动，加强锻炼，促使恶露排出；产褥期禁止性生活和盆浴。

5.产褥中暑　产褥中暑常由夏季产妇居室内通风不良，高温、潮湿，体内余热不能及时挥发引起中枢性体温调节功能障碍所致。

预防原则：①摒弃不科学的陈旧风俗习惯，产妇居室一定要保持空气流通，温度适宜，不要让产妇直接吹风，夏季时被褥不宜过厚，衣着应轻薄透气，以利于散热；②做好卫生宣教，产妇和家属要能识别中暑的先兆症状，并能及时处理。

6.产后抑郁　产后抑郁常因分娩前后产妇体内内分泌环境变化较大，或平素情感较脆弱，在妊娠期、分娩期、产褥期承受了身体和心理上的巨大压力，在产褥期出现以哭泣、忧郁、烦闷为主的情感精神障碍。

预防原则：①对妊娠不同时期的特殊心理状态进行安慰和疏导，关心、体贴产妇，给予心理安慰，帮助产妇认识产后心理特点并进行自我调节，解除致病的心理因素，尽量避免悲观情绪的产生；②鼓励孕妇到孕妇学校学习、了解分娩知识，消除对分娩的恐惧，加强孕妇间的思想交流，积极开展导乐分娩和镇痛分娩；③调整好家庭关系，对产妇多加关心和无微不至的照顾，丈夫最好能陪伴在产妇身边，协助产妇护理婴儿，给产妇创造一个良好和谐的家庭环境；④休息与锻炼，产妇要养成良好的睡眠习惯，注意体育锻炼，呼吸新鲜空气；⑤药物治疗，必要时可在医师的指导下使用抗抑郁药。

 知识拓展

产后访视与产后盆底康复

一、产后访视

产褥期社区医疗卫生保健人员应到产妇家中访视至少3次，分别是在产妇出院后3天内、产后14天和产后28天。产后访视是孕产妇系统管理的重要环节，通过访视，可以了解产妇及婴儿的健康情况，发现异常并给予指导，有利于产妇的产后康复和新生儿的健康发育。

社区医疗卫生保健人员在上门访视时，应准备好访视物品，包括口罩、无菌手套、消毒棉签、消毒液（如碘伏、碘酊、过氧化氢溶液、75%乙醇）、体温计、听诊器、血压计、皮尺、消毒压舌板、婴儿体重秤、手电筒、经皮测黄疸仪、产妇及新生儿健康档案等。

1.产妇访视内容

（1）了解产妇的一般情况：产妇的精神及心理状态、睡眠、饮食、大小便等。

（2）检查生命体征：测量体温、血压、脉搏、呼吸，发现异常应及时寻找原因并作出相应的处理。

（3）检查乳房情况：询问乳汁分泌量，检查乳房的充盈程度，检查乳房局部有无红肿硬结、乳头有无皲裂。

（4）检查子宫复旧情况：检查子宫底的高度、硬度以及有无压痛，询问及观察恶露的量和性状，如为剖宫产，应检查腹部伤口的愈合情况；如为阴道分娩，应检查会阴伤口愈合情况。

（5）指导产妇：指导如何保持产褥期卫生，防治产后合并症或并发症，指导如何做产后保健操、避孕、科学喂养等。

2. 新生儿访视内容

（1）查看新生儿一般情况：检查皮肤颜色、呼吸、心率、精神、睡眠、哭声、吸吮能力及大小便情况。测量体重及身长，评估其营养及生长发育状况。

（2）了解新生儿的母乳喂养情况：如不是纯母乳喂养，应协助查找原因，帮助增加奶量。

（3）检查新生儿脐带：查看脐带是否脱落，脐周有无红肿及分泌物，臀部有无红肿、尿布疹等。

（4）宣传预防婴幼儿佝偻病、贫血、呼吸道感染、腹泻的保健方法。

（5）了解新生儿先天性疾病的筛查结果，指导相应的治疗。

二、产后盆底康复

盆底肌肉为填充盆腔底部和会阴部的肌肉，它的功能是撑托盆腔器官于正常的位置，维持阴道的紧缩度，保证尿道括约肌、直肠括约肌的正常功能。妊娠时，随着胎儿的增大，子宫重量的增加，骨盆底部长期受压迫，盆底肌肉肌张力减退；分娩时由于激素变化、产道扩张、产道损伤、会阴侧切等一系列因素，产妇在分娩后均存在一定程度的盆底组织损伤，从而出现盆底肌力减弱、产后尿失禁、尿潴留、排便异常、子宫脱垂或阴道壁膨出等现象。产后盆底康复治疗能够预防和减少盆底功能障碍的发生，恢复和提高性器官功能，对提高性生活质量、维护婚姻稳定和谐具有重要的现实意义。下面介绍一些临床较常用的产后盆底康复技术。

1. 盆底肌肉锻炼法　盆底肌肉锻炼法又称为凯格尔运动，方法为做缩肛门动作，每次收紧不少于3秒，然后放松。连续做15～30分钟，每日进行2～3次，6～8周为一个疗程。

2. 生物反馈训练　生物反馈训练是一种主动的盆底康复方法，借助阴道内或直肠内的电子生物反馈治疗仪，监视盆底肌的肌电活动，同时也可检测腹部肌肉活动和逼尿肌活动，将这些肌肉活动的信息转化为听觉和视觉信号反馈给患者，指导患者进行正确的、自主的盆底肌群训练。治疗周期一般是2～3个月。治疗开始时，先进行盆底肌肉的压力测定，制订一个合适的训练方案。每周进行2～3次短时的收缩和放松盆底肌训练，持续1个月。治疗1个月后，再次进行盆底肌的检测评估，适当更改训练方案。

3. 盆底肌肉电刺激　通过电流或磁场刺激控制盆底肌群的神经回路，使尿道括约肌、肛提肌、阴道括约肌等被动收缩，达到治疗和预防盆底功能障碍性疾病的目的。

【直击护考】

　　参考护士执业资格考试大纲，本章节可能出现的考点有：产褥期生理变化、产褥期常见疾病及预防措施。

第六章　哺乳期保健

学习目标

1. 掌握哺乳期保健措施。
2. 了解哺乳期妇女的生理、心理和社会特点。
3. 建立尊重母亲、呵护婴儿的意识。

案例导学

李女士，28 岁，产后 7 天社区护士上门访视，李女士向社区护士抱怨喂奶时感觉疼痛明显，担心哺乳会影响体型的恢复，且自觉母乳量不足。

请思考：

1. 分析李女士喂奶时出现的问题。
2. 如何对李女士进行哺乳期的保健指导？

哺乳期是指产后产妇用自己的乳汁喂养婴儿的时期。世界卫生组织与联合国儿童基金会共同制定的《婴幼儿喂养全球战略》明确指出，生命的最初 6 个月应对婴儿进行纯母乳喂养，之后添加辅食并继续母乳喂养至 2 岁或 2 岁以上。在此期间，由于角色转变和哺乳，产妇在生理和心理上将发生一系列的变化，并直接影响自身的健康和婴儿的生长发育。因此，熟悉哺乳期妇女的生理、心理和社会特点，掌握哺乳期的保健内容，熟练进行哺乳期保健指导，是促进这一时期母婴健康的保证。

本章思维导图

本章课件

第一节　哺乳期妇女的生理、心理及社会特点

一、哺乳期妇女的生理特点

（一）乳汁分泌

泌乳是哺乳期乳房的主要变化。产后随着胎盘的娩出，雌激素、孕激素水平急剧下降，催乳素水平开始上升，乳房开始泌乳。乳汁的分泌依赖婴儿吸吮的刺激，当婴儿吸吮乳头时，刺激由乳头传至大脑，使腺垂体呈脉冲式分泌催乳素，促进乳汁分泌，此过程称为泌乳反射。吸吮动作还可反射性地引起神经垂体释放催产素（缩宫素）。缩宫素可促进乳腺肌细胞收缩而喷出乳汁，此过程称为喷乳反射或乳汁分泌机制（图6-1）。产后第9日开始，乳汁的分泌由激素控制转为自我控制，即乳汁从乳房移出得多，乳房产生的乳汁就多。由此可见，婴儿的吸吮和不断排空乳房是保持泌乳的关键。此外，乳汁的分泌还与产妇的营养、睡眠、情绪、健康状态紧密相关。

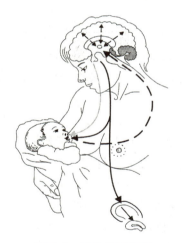

图6-1　乳汁分泌机制

（二）乳汁的质和量

1.乳汁的质　根据乳汁成分的变化，乳汁可分为初乳、过渡乳和成熟乳。母乳中富含免疫物质，有助于婴儿抵御感染。此外，母乳中还含有丰富的矿物质、维生素和各种酶，有利于婴儿的生长发育。

（1）初乳：产后7天内分泌的乳汁为初乳，含丰富的β-胡萝卜素，呈淡黄色、质稠。初乳中蛋白质含量较多，脂肪和乳糖含量较少，因此极易消化。初乳中含有大量的免疫物质，如分泌型IgA、乳铁蛋白等。因此，初乳不仅为早期新生儿提供了营养和能量，更增强了机体的抗感染能力，是新生儿早期最理想的天然食物。

（2）过渡乳：产后 7 ～ 14 天分泌的乳汁为过渡乳，蛋白质含量逐渐减少，脂肪、乳糖含量逐渐增加，以满足新生儿快速生长发育的需求。

（3）成熟乳：产后 14 天以后分泌的乳汁为成熟乳，量多，色泽白，成分逐渐稳定，脂肪和乳糖含量均较高。

产妇每次哺乳时乳汁的成分也会有所变化，婴儿先吸出的乳汁称为前奶，水的含量较高，可缓解婴儿口渴；后面的乳汁称为后奶，脂肪含量较高，可提供饱腹感。

2. 乳汁的量　产后 1 ～ 3 天，每次哺乳新生儿可吸出 2 ～ 20 mL 乳汁，产后第 3 ～ 8 天泌乳量可达到 100 ～ 500 mL，从第 9 天开始，母乳量维持在 500 ～ 1 000 mL。

（三）母乳喂养对婴儿的好处

1. 提供营养及促进发育　母乳是婴儿最理想的天然食物，是任何配方奶都无法比拟的。因为母乳中含有最适合婴儿吸收的各种比例合适的营养物质，而且随着婴儿生长发育的需要，母乳的质和量可发生相应的改变。

2. 提高免疫力，预防感染　母乳中含有丰富的免疫物质，可预防婴儿腹泻，降低呼吸道和皮肤感染的发生率。

3. 保护牙齿　婴儿吸吮时，肌肉运动可促进面部正常发育，还可预防奶瓶喂养引起的龋齿。

4. 经济卫生，方便使用　母乳温度适宜，新鲜不变质，可随时哺喂，不受时间、地点的限制，且无须花费任何费用，为家庭减轻了经济负担。

5. 有利于婴儿心理健康　母乳喂养时频繁的皮肤接触可使婴儿获得安全感，对婴儿的心理和智能发育有重要意义。

（四）母乳喂养对母亲的好处

1. 预防产后出血　婴儿的吸吮可促进缩宫素的释放，刺激子宫收缩，有效降低产后出血的风险，利于子宫复旧。

2. 促进母体健康　母乳喂养可减少母亲罹患乳腺癌和卵巢癌的发生。此外，泌乳会消耗大量能量，有助于使母体更快恢复体形。

3. 有利于母亲心理健康　成功的母乳喂养可使母亲有成就感和自信心，有利于产后心理健康。

二、哺乳期妇女的心理及社会特点

（一）心理特点

1. 成就感　期待已久的婴儿出生，做母亲的愿望终于实现。看到婴儿吸吮自己的乳汁一天天长大，母亲感到无比的幸福和满足。

2. 焦虑　担心乳汁量不足，担心婴儿患病，担心不能胜任照顾婴儿的责任；担心产后体形不能恢复，各种担心会使乳母产生焦虑情绪，甚至出现产后抑郁状态，因此，特别需要做好心理保健。

3. 依赖　产后 1 ～ 3 天为依赖期，产妇由于分娩过程的疼痛和疲劳，生活变得紧张忙乱，对丈夫、父母产生依赖，以弥补自身经验不足。产妇关注自己较多，注意新生儿较少，新生儿的护理多依赖别人完成。

（二）社会特点

随着母婴护理行业的兴起，除了家庭支持，哺乳期妇女还可以享受到充足的社会支持。世界母乳喂养宣传周是由国际母乳喂养行动联盟（WABA）发起的一项全球性的活动，旨在促进社会和公众正确认识母乳喂养的重要性和支持母乳喂养。目前全球已有超过170个国家参与此项活动。WABA确定每年8月1—7日为"世界母乳喂养周"，使全社会积极鼓励和支持母乳喂养，拓宽母乳喂养的内涵，创造一种爱婴、爱母的社会氛围。

 知识拓展

历年世界母乳喂养周主题

2013 年　支持母乳喂养：贴近母亲

2014 年　母乳喂养：致胜一球，受益一生

2015 年　职场妈妈，"喂"爱坚持

2016 年　母乳喂养是社会可持续发展的关键

2017 年　母乳喂养，共同坚持

2018 年　母乳喂养，生命之源

2019 年　助力父母，成功母乳喂养

2020 年　支持母乳喂养，守护健康地球

2021 年　保护母乳喂养，共同承担责任

2022 年　母乳喂养促进，健康教育先行

2023 年　助力职场家庭，促进母乳喂养

2024 年　缩小差距：为所有人提供母乳喂养支持

第二节　哺乳期保健内容

哺乳期保健

一、保健目的

（1）宣传母乳喂养的好处，支持和促进母乳喂养。

（2）促进哺乳期妇女的身心健康，提高哺乳能力。

（3）为哺乳期妇女提供哺乳期保健知识和科学育儿知识，促进母婴健康。

二、保健措施

（一）检查与监测

1.乳房检查　检查双侧乳房大小、形态是否一致，乳房有无红肿、发热、硬结，乳

头有无扁平、凹陷、皲裂等异常表现。

2.乳汁分泌

（1）观察乳胀情况：哺乳前乳胀明显，婴儿吸吮顺畅，哺乳后乳房变软，为乳汁分泌充足；哺乳前乳房松软，婴儿吸吮困难，为乳汁分泌不足。

（2）观察婴儿情况：

①哺乳后婴儿的状态：哺乳后婴儿安然入睡，表明乳汁量能满足婴儿需要。

②婴儿的营养、发育情况：婴儿体重每日增加18～30 g，每周增加125～210 g。大多数婴儿出生后3个月每月增加750～900 g，6个月平均每月增加600 g左右，1岁时体重增加到出生时体重的3倍。若婴儿体重增加缓慢，表明母乳质或量不足。

③婴儿的大小便次数：每日小便在6次或以上，尿液呈无色或淡黄色；大便每日2～4次，为黄色糊状便，均表明进食的奶量足够。

3.产后访视　分别在产妇出院后3天、14天、28天内进行产后访视，主要了解产妇饮食、恶露、子宫复旧、乳房及哺乳情况，检查婴儿脐部、大小便情况，通过评估哺乳期妇女身心状况和婴儿生长发育情况，及时给予母乳喂养指导。

（二）生活与卫生指导

1.母乳喂养指导

（1）母乳喂养的原则：应遵循按需哺乳的原则，即以婴儿需求为准，而非规定固定的时间和次数。纯母乳喂养（除母乳外，不给婴儿任何其他的食物，包括水）6个月，之后添加辅食并继续母乳喂养至2岁或2岁以上。提倡"三早"（早接触、早吸吮、早开奶），即在新生儿出生后30分钟内进行首次皮肤接触、首次吸吮乳房、首次开奶，可增强母婴情感、促进乳汁分泌、提高新生儿免疫力。

（2）母乳哺乳的方法

①哺乳前准备：给婴儿更换尿片；用温水擦洗乳头，切忌用肥皂水和酒精擦洗，保持心情愉快，全身放松，以利于乳汁排出。

②哺乳的姿势：哺乳期妇女可根据具体情况选择卧位或坐位。卧位（图6-2）适用于剖宫产或夜间哺乳的产妇，母亲侧卧面向婴儿，一手扶住婴儿。坐位包括搂抱式和抱球式。搂抱式也称摇篮式（图6-3），是常用的哺乳姿势，足下放一脚凳，一手抱住婴儿，使婴儿头与身体保持一直线，身体贴近母亲，头部面向乳房，口对着乳头。抱球式也称橄榄球式（图6-4），适合剖宫产或乳房较大、乳头内陷及乳头扁平的母亲。

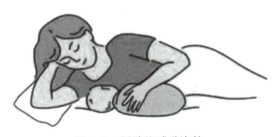

图6-2　侧卧位哺乳姿势

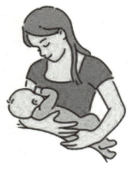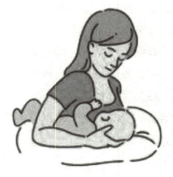

图 6-3　搂抱式哺乳姿势　　　　　图 6-4　抱球式哺乳姿势

③婴儿含接姿势：用乳头轻触婴儿口唇，待其口张大后，将乳头和大部分乳晕送入婴儿口中，婴儿双颊鼓起，鼻孔露出，下唇外翻，进行有规律的吸吮和吞咽（图 6-5）。

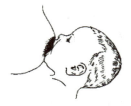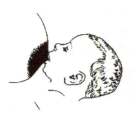

√（正确含接姿势）　　　　×（错误含接姿势）

图 6-5　婴儿含接姿势

④哺乳过程：哺乳时，一手拇指与其余四指分别放在乳房上、下方，呈"C"形托起整个乳房。吸空一侧后再吸另一侧，余乳挤出，以利于乳汁分泌，每次哺乳交替进行，让双侧乳房得到相同的吸吮机会。

⑤哺乳结束：哺乳结束时用示指轻压婴儿下颏，避免在口腔负压的情况下强行拉出乳头而导致乳头皲裂。哺乳后将婴儿竖抱，头靠在产妇肩上，一手呈空杯状轻拍婴儿背部 1～2 分钟，使其胃内空气排出，以防溢奶（图 6-6）。

母乳喂养与母乳储存

《母乳喂养促进策略指南（2018版）》

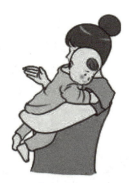

图 6-6　哺乳结束后拍背姿势

（3）哺乳期乳房护理：乳房护理包括热敷、按摩、排空乳房等。哺乳期妇女应穿戴合适的棉质胸罩，以支托乳房和改善乳房血液循环。每次哺乳前用清洁毛巾热敷乳腺和乳头 2～3 分钟，然后从外侧向乳晕方向按摩乳房，以促进泌乳。每次哺乳一定要吸空双侧乳房，未吸完者应将乳汁挤出，以免乳汁淤积影响乳汁分泌。挤乳方法为：

中国哺乳期妇女
平衡膳食宝塔

手拿消毒奶瓶，放置在乳头下方，另一手大拇指放在乳晕上方，其余四指相对放在乳晕下方，向胸壁方向有节奏地挤压和放松，并在乳晕周围反复转动手指方位，以便挤空每根乳腺管内的乳汁。哺乳后挤少量乳汁涂抹于乳头上，自然风干，可保护皮肤，防止皲裂。

2. 饮食和营养指导　哺乳期要合理安排膳食，保证充足的营养供给，动物性食品与植物性食品合理搭配，种类齐全，少量多餐。烹调方法应多用炖、煮、熬，少用油炸。产后应多进食易消化、有营养的食物，每天至少进食流食 3 000 mL，如牛奶、鸡汤、鱼汤等，同时注意钙、铁、锌、维生素等的补充。

3. 活动和休息指导　规律的生活习惯、充足的睡眠和适宜的体育锻炼，既有助于产妇的身心健康，也有助于产妇哺乳及照顾婴儿。运动可促进乳汁的分泌，但应避免剧烈运动，因剧烈运动后，乳酸会增加 4 倍，持续 60 ~ 90 分钟。因此，哺乳期妇女在剧烈运动后要休息至少 90 分钟才哺乳。运动方式包括产褥期保健操、行走、舞蹈、游泳等，运动量要循序渐进。

4. 哺乳期避孕　未哺乳妇女月经通常在产后 6 ~ 10 周恢复，卵巢排卵在产后 10 周左右恢复。产后哺乳会抑制排卵，推迟月经复潮，哺乳期妇女月经复潮延迟，甚至哺乳期一直不来潮，其排卵在产后 4 ~ 6 个月恢复。产后恢复月经较晚者，首次月经复潮前多有排卵，有可能怀孕。因此，顺产后 42 天复查正常，并恢复性生活时就应该采取避孕措施，未哺乳者可采用药物避孕，哺乳期以工具避孕为宜。

5. 哺乳期用药　多数药物可通过乳汁排出，直接影响婴儿健康，故哺乳期用药应权衡用药的必要性和对婴儿可能造成的危害。根据各种药物在乳汁中的浓度不同，选用从乳汁排出少的药物，根据药物的半衰期长短调整用药和哺乳的间隔时间，最少间隔 4 小时。避免在药物浓度高峰时哺乳，当用药剂量过大或疗程过长时，应暂停哺乳。

（三）心理调适

1. 倾听　仔细倾听母亲哺乳过程中的感受，不断加以赞赏，使其得到充分的肯定，保持良好的心理状态，促进乳汁分泌。

2. 促进母婴联结　宣传母乳喂养的好处，提倡母婴同室，鼓励产妇参与新生儿护理，建立良好的生活秩序。

3. 哺乳知识宣教　帮助了解喂养新生儿的技能和婴儿发育、成长知识，增强产妇独立护理新生儿的信心。

4. 心理咨询、指导、治疗　对高危产妇，需个别心理咨询，有针对性地给予心理指导。若有明显的心理障碍，如产后抑郁症、产后精神障碍等要及时咨询心理医生并进行心理治疗，以免造成严重后果。

（四）社会支持

医疗和保健人员要了解哺乳期妇女的心理需求，了解其对新生儿、母乳喂养、新家庭的看法，耐心解答所提出的问题。鼓励和指导丈夫及家庭成员参与新生儿护理，了解哺乳期妇女的心理、生理特点，给予更多的关爱和照顾。工作单位应保证哺乳期妇女在工作中应享受的哺乳时间、不值夜班、避免接触有毒物质等待遇。

（五）哺乳期常见疾病预防

（1）乳汁淤积、乳房胀痛：由于乳腺管导管阻塞，乳汁排出不畅，乳汁在乳房内淤积形成硬结导致疼痛，如不及时处理可发展成乳腺炎和乳房脓肿。

预防措施：①首先让新生儿多吸吮；②产后早开奶、按需哺乳，增加哺乳次数及每次哺乳后挤出多余的乳汁，可预防乳房胀痛；③哺乳前按摩、热敷乳房，两次哺乳间冷敷乳房，减少局部充血、肿胀；④哺乳时先喂患侧乳房，因饥饿时婴儿吸吮力强，有利于吸通乳腺管；⑤服用药物：可口服散结通乳的中药，常用方剂为柴胡（炒）、当归、王不留行、木通、漏芦各 15 g，水煎服。

（2）乳头皲裂：好发于初产妇。因哺乳方法不当，婴儿吸吮时含接不正确、哺乳结束时强行拉出乳头等引起乳头皮肤损伤。

预防措施：妊娠期做好乳房护理，婴儿吸吮时含接乳头和大部分乳晕，先健侧再患侧，增加哺乳次数而缩短吸吮时间，哺乳结束时按正确方法取出乳头，并在乳头和乳晕上涂少量乳汁，因乳汁具有抑菌作用，且含丰富的蛋白质，能起到修复表皮的作用。如因乳头皲裂的疼痛影响哺乳时，可使用吸奶器或特制的乳头防护罩间接哺乳。哺乳后在皲裂处涂敷 10% 复方苯甲酸酊，于下次喂奶时洗净。

（3）乳头扁平及乳头凹陷：可从孕期开始干预，指导孕妇做乳头伸展和乳头牵拉。

①乳头伸展练习：将两个示指平行放在乳头两侧，慢慢地由乳头向两侧外方拉开，牵拉乳晕皮肤及皮下组织，使乳头向外突出。接着两个示指分别放在乳头的上侧和下侧，将乳头向上、向下纵行拉开（每次 15 分钟，每日 2 次）。

②乳头牵拉练习：用一只手托住乳房，另一只手的拇指和中、示指抓住乳头向外牵拉（重复 10～20 次），每日 2 遍。柔和的压力可使内陷的乳头外翻，指导产妇变换多种哺乳姿势和使用乳头防护罩以利婴儿含住乳头，也可利用吸奶器进行吸引使乳头向外突出。

（4）乳汁不足：常与母亲饮食、休息、睡眠及情绪相关。

预防措施：①做好母亲的心理护理，坚定母乳喂养的信心，保持精神愉快，保持良好睡眠；②加强营养，多进汤汁、多饮水，可食用鸡、猪肉排骨和鱼类煮的汤，有利于乳汁分泌；③避免使用影响乳汁分泌的药物，坚持婴儿多吸吮，必要时服用催乳药物。

（5）乳腺炎：多是乳房受压、乳汁淤积、乳头皲裂所致。

预防措施：①避免皮肤损伤，保持乳头清洁，防止乳汁淤积和乳房受压，每次哺乳应充分吸空乳汁；②增加喂哺次数，每次至少喂 20 分钟，哺乳后充分休息，饮食清淡；③若感染严重或脓肿引流后并发乳瘘，应单侧停止喂养或终止哺乳，及时接受药物或手术治疗。

（6）退乳：母亲因病不能哺乳时，应尽早退乳。

退乳方法：①停止哺乳，不排空乳房，少进汤汁，应避免挤压乳房，佩戴合适胸罩托起乳房，2～3 天后疼痛会减轻；②中药退乳：生麦芽 60～90 g，煎水当茶饮，每日 1 剂，连服 3～5 日；③芒硝 250 g，分装两纱布袋，两侧乳房外敷并包扎，湿硬时更换，直至乳房不胀为止。

【直击护考】

　　参考护士执业资格考试大纲，本章节可能出现的考点有：纯母乳喂养时间、乳房胀痛的处理、乳头皲裂的处理。

第七章 新生儿期保健

学习目标

1. 掌握新生儿的保健措施，并能对家长进行保健知识指导。
2. 掌握早产儿、低体重儿的保健措施，并能对家长进行保健知识指导。
3. 掌握新生儿常见疾病预防知识，并能对家长进行预防知识指导。
4. 掌握新生儿期预防接种知识。
5. 熟悉新生儿的生理特点，了解新生儿的心理及行为特点。
6. 培养爱婴护幼观念及强烈的责任感；培养耐心、细心及良好沟通的能力。

案例导学

某女婴，出生5天，家长发现左侧乳房部位有一鸽蛋大小包块，口腔齿龈边缘有几个米粒大小白色小点，家长特别担心，前来医院检查。

请思考：

新生儿出现的这两种现象是否正常？如何进行处理？

新生儿是指从脐带结扎至出生后未满28天这一段时间的婴儿。此期新生儿各系统脏器功能尚未发育成熟，调节功能和免疫功能尚不完善，易受内外环境因素的影响而发病，发病率及死亡率均较其他年龄段高，尤其是早产儿和低体重儿。因此，新生儿期保健主要是通过积极开展新生儿访视工作，宣传科学育儿知识，指导家长做好新生儿的哺喂、护理，帮助新生儿适应新的生活环境，同时做好疾病预防措施，早发现异常和疾病，及时处理和转诊，从而安全度过这一特殊时期。

本章思维导图　　　　本章课件

第一节　新生儿的生理、心理及行为特点

一、新生儿的生理特点

足月儿是指出生时胎龄满 37 周至未满 42 足周、出生体重在 2 500 ～ 4 000 g、身长超过 47 cm（平均 50 cm），无任何疾病或畸形的活产婴儿。

早产儿又称为未成熟儿，是指出生时胎龄满 28 周至未满 37 足周、出生体重不足 2 500 g、身长不足 47 cm 的活产婴儿。足月儿和早产儿的生理特点不同。

（一）呼吸系统

足月儿呼吸节律不规则，频率较快。安静时约为 40 次 / 分。胸廓呈圆桶状，肋间肌薄弱。呼吸主要靠膈肌的升降，呈腹式呼吸。早产儿由于呼吸中枢发育不成熟，呼吸浅快不规则，易出现呼吸暂停，并且胎龄越小、发生率越高。另外，由于肺泡表面活性物质少，早产儿易发生呼吸窘迫综合征；由于肺发育不成熟，早产儿易感高气道压力、高浓度氧、感染以及炎性损伤而致慢性肺疾病。

（二）循环系统

出生后血液循环动力学发生重大变化。新生儿心率波动范围较大，通常为 90 ～ 160 次 / 分，早产儿心率会更快。足月儿血压平均为 70/50 mmHg，早产儿往往偏低。正常情况下，出生后体循环压力超过肺循环压力，使卵圆孔和动脉导管功能性关闭，但部分早产儿早期可有动脉导管开放。

（三）消化系统

足月儿出生时吞咽功能已完善，但胃呈水平位，贲门括约肌松弛，幽门括约肌较发达，上松下紧，易溢乳甚至呕吐。早产儿的胃容量小，吸吮力差，吞咽反射弱，常出现哺乳困难或吸入性肺炎；消化道面积相对较大，管壁薄、黏膜通透性高，有利于大量的流质及乳汁中营养物质的吸收，但肠腔内毒素和消化不全，产物也容易进入血液循环，引起中毒症状。早产儿因肠道缺氧缺血、炎性损伤或喂养不当等不利因素易引起坏死性小肠结肠炎。胎便由胎儿肠道分泌物、胆汁及咽下的羊水等组成，呈墨绿色。足月儿在生后 24 小时内排胎便，2 ～ 3 天排完。而早产儿由于胎便形成较少且肠蠕动差，胎便排出常延迟。正常新生儿的肝酶活性不足，是生理性黄疸的主要原因，同时对多种药物处理能力低，易发生药物中毒。早产儿肝功能更不成熟，生理性黄疸程度较足月儿重，持续时间更长，且易发生核黄疸；肝脏合成蛋白能力差，糖原储备少，易发生低蛋白血症、水肿或低血糖。

（四）泌尿系统

新生儿一般在生后 24 小时内开始排尿，少数在 48 小时内排尿，1 周内每日排尿可达 20 次。足月儿出生时肾结构发育已完成，但功能仍不成熟。肾稀释功能虽与成人相

似，但其肾小球滤过率低，浓缩功能差，因此，不能迅速有效地处理过多的水和溶质，易发生水肿。早产儿肾浓缩功能更差，对钠的重吸收功能差，易出现低钠血症；葡萄糖阈值低，易发生糖尿；碳酸氢根阈值极低，肾小管排酸能力差，喂食牛乳的早产儿易出现晚期代谢性酸中毒。因此，人工喂养的早产儿应采用早产儿配方奶粉。

（五）血液系统

由于刚出生时入量少、不显性失水等原因，可致血液浓缩，新生儿血细胞数较高。胎儿肝脏维生素K储存量少，凝血因子活性较低。早产儿红细胞生成素水平低、先天性铁储备少、血容量迅速增加，"生理性贫血"出现早，而且胎龄越小，贫血持续时间越长，程度越严重。早产儿周围血中维生素K和血小板稍低于足月儿，因此，更易出血。

（六）神经系统

新生儿出生时已具备多种暂时性原始反射，如吸吮反射、拥抱反射、觅食反射、握持反射等，正常情况下，这些原始反射出生后数月自然消失。此外，正常足月儿也可出现年长儿的一些病理性反射，如克氏征、巴氏征等，这是正常现象。早产儿神经系统成熟度与胎龄有关，胎龄越小，原始反射越难引出或反射不完全。此外，早产儿尤其是极低出生体重儿，脑室管膜下存在发达的胚胎生发基质，易发生脑室周围 - 脑室内出血及脑室周围白质软化。

（七）免疫系统

新生儿非特异性和特异性免疫功能均不成熟。IgG（免疫球蛋白G）虽可通过胎盘，但与胎龄相关，胎龄越小，IgG含量越低。新生儿皮肤黏膜薄嫩易损伤；脐残端未完全闭合，离血管近，细菌易进入血液，同时分泌型IgA缺乏，易发生呼吸道和消化道感染。而早产儿免疫功能更不成熟，更易患重症感染且不易控制。

（八）体温调节

新生儿体温调节中枢功能尚不完善，皮下脂肪薄，体表面积相对较大，易散热，因此体温受外界影响较大，若外界温度过低，主要依靠棕色脂肪代谢，如不及时保温，可发生低体温、低氧血症；环境温度过高、进水少及散热不足，可使体温增高，发生脱水热。早产儿体温调节中枢功能更不完善，棕色脂肪少，产热能力差，寒冷时更易发生低体温，甚至硬肿症。

（九）能量和体液代谢

新生儿基础热量消耗为 $50 \sim 75$ kcal/kg，每日总热量约需 $100 \sim 120$ kcal/kg。初生婴儿体内含水量占体重的 $70\% \sim 80\%$，出生后第1天需水量为每日 $60 \sim 100$ mL/kg，以后每日增加 30 mL/kg，直至每日 $150 \sim 180$ mL/kg。早产儿吸吮力弱，消化功能差，在出生后数周内常不能达到上述需要量，因此，常需肠道外营养。

（十）常见的几种特殊生理状态

1.生理性体重下降　新生儿在出生后数日内，因丢失水分较多，出现体重下降（$3\% \sim 9\%$），但一般不超过10%，出生后10日左右恢复到出生时体重。

2.生理性黄疸　大部分新生儿在生后 $2 \sim 3$ 日即出现黄疸，$5 \sim 7$ 日最重，$10 \sim 14$ 日消退，但患儿一般情况良好，食欲正常。

3. 生理性乳腺肿大　足月新生儿出生后 3～5 日，乳腺可触到蚕豆到鸽蛋大小的肿块，因胎内母体的孕激素和催乳素经胎盘至胎儿体内，出生后这些激素影响突然中断所致，多于 2～3 周消退，不用处理，忌挤压。

4. 假月经　部分女婴在出生后 5～7 日，可见阴道流出少量的血液，持续 1～3 日后停止。这是因为母体雌激素在孕期进入胎儿体内，出生后突然消失引起，一般不需要处理。

5. 口腔内改变　新生儿上腭中线和齿龈切缘上有黄白色小斑点，俗称"马牙"，是上皮细胞堆积或黏液腺分泌物积留所致，又称"上皮珠"，出生后数周到数月逐渐消失，不需要处理。新生儿两侧面颊部各有一个隆起的脂肪垫，俗称"螳螂嘴"，有利于吸吮乳汁，不可挑割，以免发生感染。

二、新生儿的心理及行为特点

神经系统和感官活动是心理活动的基础，新生儿的神经生理发展直接影响并制约新生儿心理的发生、发展过程。

（一）心理发生的基础——非条件反射

非条件反射是指人生来就有的先天性反射，是一种比较低级的神经活动，由大脑皮质以下的神经中枢（如脑干、脊髓）参与即可完成。新生儿出生后存在的非条件反射有吸吮反射、觅食反射、眨眼反射、惊跳反射、拥抱反射。这些反射是新生儿心理发生的基础。

（二）心理反射的发生——条件反射的出现

条件反射的出现被认为是心理发生的标志，是指在一定条件下，外界刺激与有机体反应之间建立起来的暂时神经联系，后天形成。条件反射的形成就是个体习得新的知识和行为的过程。条件反射形成的过程，也是对刺激物建立信念的过程，这样才能产生相应的行为。

（三）新生儿的心理特点

新生儿在觉醒时对周围环境中的巨响及强光刺激产生无条件定向反射，是一种原始的无意注意，出生后第 9～14 天出现第一个条件反射，即被母亲抱起时出现吸吮动作，标志着记忆的开始。但也有研究表明，在子宫内时胎儿即开始有记忆。新生儿有愉快、不愉快两种情绪反应，都与生理需要是否得到满足相关，其中新生儿消极情绪较多，对寒冷、饥饿、不适等表现出不安、啼哭，而哺乳、抱、摇可使其安静，对成人的声音、触摸做出看、听、安静、愉快等反应。新生儿出生后很快就表现出明显的个性差异，有的爱哭，有的比较安静，有的很容易抚慰，有的则很难抚慰，有的吃奶时不受外界干扰，有的注意力容易被分散等。新生儿无想象、无意志、无思维活动。

（四）新生儿的行为特点

1. 感知觉　感知是通过各种感觉器官从环境中有选择地获得信息的能力。感知觉是新生儿认识世界的开始。

（1）视觉：新生儿出生时即有瞳孔对光反应，视野范围 17～20 cm，相当于哺乳时母子脸之间的距离。出生 2 周具有辨别颜色的能力。有研究报道，新生儿喜欢黑白相间的物体。

（2）听觉：新生儿听力发育较为成熟，出生时即接近成人。90 dB 的响声能引起惊跳反射，新生儿对母亲声音敏感。

（3）触觉：新生儿触觉灵敏，任何部位的抚摸都能引起反应，最敏感的部位是脸、手，母亲可以通过轻轻抚摸、拍打或按摩来交流母子感情。

（4）味觉：新生儿出生时味觉发育良好，对不同的味道产生不同的反应，喜欢甜味，苦味会引起不适。

（5）嗅觉：新生儿嗅觉发育完善，母乳喂养的孩子能区别自己母亲与别人母亲奶味的不同，这是建立母子感情的重要因素。

2. 习惯形成　睡眠状态的新生儿对连续光和声的反复刺激反应减弱，说明新生儿具备了对刺激有反应、短期记忆和区别两种不同刺激的功能，可以认为这是一种简单形式的学习。

3. 和成人互动　新生儿已具有和成年人互动的能力。新生儿哭是一种引起成人注意的方式，使其需求得到满足。此外，新生儿的表情，如注视、微笑和皱眉也可引起母亲的反应。

4. 其他能力　新生儿有模仿成人脸部表情的能力，如能模仿成人张口、撅嘴、吐舌等各种表情动作；新生儿有形成条件反射的能力等。

父母可以根据新生儿的心理与行为特点，更好地与宝宝沟通，更好地培养宝宝的反应和适应能力，并融洽亲子关系。

第二节　新生儿期保健内容

一、保健目的

（1）帮助新生儿适应出生后的生活环境与生活方式，使其顺利度过外在环境变化最大的一段时期。

（2）指导合理喂养，宣教新生儿家庭保健知识，促进新生儿身心健康。

（3）预防新生儿缺氧缺血性脑病、新生儿窒息、新生儿寒冷损伤综合征和新生儿感染等疾病，降低新生儿患病率与死亡率。

（4）早期筛查与诊断新生儿遗传代谢及内分泌疾病等，早发现，早治疗，改善预后。

二、保健措施

（一）成长监测

新生儿期主要通过家庭访视对其进行成长监测。访视时间如下：出生后 3 天内初访，出生后 7 天周访，出生后 14 天半月访视，出生后 28 天满月访视。对高危儿可适当增加访视次数。访视的主要内容包括：①询问新生儿出生情况、预防接种、出生后喂养与护理等情况；②观察新生儿的一般情况，重点注意生长发育和营养状况，查看有无产伤、黄疸、畸形、皮肤与脐部感染等；③体格检查，包括测量体重、头围、身长、囟门、心肺听诊，外生殖器检查，视、听觉检查等；④指导家长，如新生儿喂养、日常护理、预防接种等，及时发现异常并给予干预，从而降低新生儿疾病的发生率或减轻疾病的严重程度，每次访视后，填写访视卡，待满月后转至婴幼儿保健管理系统。

（二）育儿指导

1. 适当保暖　新生儿房间应阳光充足、通风良好，温、湿度适宜。室内有空调设备，维持室温 22～24 ℃、相对湿度 55%～65%。冬季保暖措施因地制宜，可选用空调、戴帽、母体胸前环抱、母亲袋鼠式环抱等方法；夏季应避免室温过高。新生儿穿衣、包被不宜过多、过紧、过厚。如新生儿体温升高，可打开包被散热，并补充水分，一般不用退热药。

2. 科学喂养　母乳是新生儿最好的食物，应大力提倡母乳喂养，并尽早开奶。通常出生后 30 分钟内把新生儿抱到母亲怀中，使母婴进行皮肤接触，建立母子亲情；同时使新生儿吸吮两侧乳头，促进母亲乳汁分泌。此后以新生儿饥饿、啼哭为准，实行不定时、按需哺乳，两次喂乳之间不喂糖水及乳制品，哺乳间隔时间不应超过 3 小时，避免引起新生儿低血糖。待新生儿与母亲协调后逐渐固定喂哺模式。

变了味的第一口奶

对母乳不足或其他原因不能采取纯母乳喂养者，根据具体情况选用部分母乳喂养或人工喂养。人工喂养者应定时喂养，两次喂乳之间加水、米汤或果汁，以补充水分、维生素。一日喂乳量应根据新生儿能量和水分的需要量计算，分次调配，注意喂乳工具的消毒与清洁卫生；奶瓶喂养时，注意奶瓶倾斜角度适当，使奶液充满奶嘴，避免新生儿吸进空气。喂养完毕应竖抱片刻、轻拍背部，排出胃里的空气，并给予右侧卧位，防止溢乳。

3. 皮肤护理　新生儿皮肤薄嫩，容易损伤，发生感染，注意每天检查新生儿皮肤情况。脐带脱落前，沐浴时可在脐部贴上护脐贴，沐浴后除去护脐贴。脐带脱落后可用盆浴，每天 1 次，保持皮肤清洁干燥。皮肤皱褶处，如颈下、腋窝、腹股沟等处应重点清洗。每次大便后用温水冲洗臀部，并用清洁软布轻轻拭干，保持臀部皮肤干燥，预防臀红等。新生儿衣服、尿布应清洁、柔软、透气、吸水性强、不褪色，并及时更换，防止皮肤损伤。新生儿包裹不宜过紧，更不宜用带子捆绑，应保持下肢的屈曲，以利髋关节的发育。如果出现尿布皮炎（俗称"臀红"），要勤翻身、勤换尿布，保持臀部透气、干燥。用柔软、浅色、吸水性强的棉布制作衣服，避免穿毛织物、化纤内衣，防止过敏。

4. 脐部护理　新生儿出生后，结扎的脐带残端容易发生感染，脱落前应注意脐部有无渗血、渗液，保持脐部清洁干燥。一旦脐部敷料被尿液等浸湿，应及时更换。脐部有渗液者涂 75% 乙醇；有脓性分泌物者涂 3% 过氧化氢和 75% 乙醇，每日 3 次。必要时使用抗生素。

5. 预防感染　每天定时开窗通风，保持室内空气清新。新生儿专用用具、衣服、被褥应保持清洁干燥，每天消毒喂奶用具。母亲在每次护理和哺乳前应洗净双手。如护理人员有呼吸道、皮肤感染或其他传染性疾病则不能接触新生儿，做好保护性隔离，防止新生儿发生感染。如新生儿发生传染病时，必须严格隔离治疗，接触者隔离观察。尽量避免亲友探视时亲吻新生儿，以防交叉感染。提醒家长禁止挑割"马牙"，禁止挤压乳腺。

6.早期教育与训练　给予新生儿良好的外界环境刺激，对其进行科学训练，促进新生儿大脑及其感觉、运动、语言的发育，促使其心理、行为和智能的健康发展。新生儿出生后应母婴同室，便于母婴接触，建立母子亲情。出生1周后，可通过皮肤按摩，给予新生儿适宜刺激，2～3周后每天俯卧1～2次，每次5～10分钟，训练抬头动作的发育。父母要经常爱抚新生儿，对其进行抚触等科学刺激。新生儿期可通过优美的音乐刺激其听觉。父母的声音是新生儿最好的音乐，父母要经常以和蔼的态度、亲切的语言与其说话、对视，为其唱歌，对其啼哭要及时给予注意和反应，发现并满足其需要，发展其安全感和信任感。此外，可通过色彩鲜艳的玩具、图画等刺激其视觉发育。

7.日常观察　密切观察新生儿呼吸、体温、哺乳、哭声、脐部、睡眠、精神状态、大小便、皮肤颜色、体重增长情况等，如发现异常，及时查找原因，并给予处理。

8.谨慎用药　新生儿肝肾功能不成熟，对药物的代谢、解毒及排泄能力差，药物易在体内蓄积中毒。因此，新生儿期应谨慎用药，禁用氯霉素、甲硝唑、甲状腺功能抑制剂、抗代谢药、溴化物等药物。

（三）预防接种

新生儿的血清免疫球蛋白主要是在胎儿期通过胎盘从母体获得的IgG，自身免疫力尚未发育完全，是多种传染病的高度易感者，早期有效的预防接种可以预防对新生儿危害较大的传染病。依据新生儿免疫特点及现行儿童计划免疫程序，新生儿期应接种乙肝疫苗和卡介苗。正常新生儿出生后3天内接种卡介苗，接种卡介苗8周后进行结核菌素试验，试验阳性标志接种成功，否则重新接种。乙型肝炎疫苗免疫计划实行"0、1、6"方案，即于新生儿生后24小时内、1个月时和6个月时分别接种1次，一共3次。

（四）常见疾病预防

1.新生儿黄疸　新生儿黄疸是指新生儿时期，由于胆红素代谢异常，引起血中胆红素水平升高，出现皮肤、黏膜、巩膜黄染的现象，分为生理性黄疸和病理性黄疸两种。生理性黄疸是指单纯因胆红素代谢特点引起的暂时性黄疸。病理性黄疸于出生后24小时内出现，持续时间长，足月儿＞2周，早产儿＞4周，一般情况差，伴有原发疾病的症状。

预防原则：①做好产前咨询和孕期保健，指导孕妇预防和治疗感染性疾病，防止溶血病和败血症的发生；②新生儿出生时接种乙肝疫苗；③早进食，促进胎便的排出；④若为葡萄糖-6-磷酸脱氢酶（G-6-PD）缺陷者，忌食蚕豆及其制品，不穿有樟脑丸气味的衣服，避免使用磺胺等诱发溶血的药物。

2.新生儿呼吸窘迫综合征　新生儿呼吸窘迫综合征是因早产、围生期缺氧、严重感染、低体温等导致肺泡表面活性物质缺乏，新生儿生后不久即出现进行性加重的呼吸窘

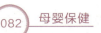

迫和呼吸衰竭的临床综合征。

预防原则：

①预防早产：加强对高危妊娠的监护及治疗；对欲行剖宫产或提前分娩者，应测量胎儿双顶径和羊水中卵磷脂和鞘磷脂的比值（L/S 值），判定胎儿大小和胎肺成熟度。

②促进胎肺成熟：对孕 24～34 周有早产迹象的孕妇，胎儿出生前 48 小时给予孕妇肌注糖皮质激素，可明显降低新生儿呼吸窘迫综合征的发病率。

③替代治疗：对胎龄 24～34 周出生的早产儿，力争在出生后 30 分钟内（最迟不超过 24 小时）应用肺泡表面活性物质。此外，预防围生期感染、窒息、缺氧、低体温等，可降低呼吸窘迫综合征的发生率。

3. 新生儿缺氧缺血性脑病　新生儿缺氧缺血性脑病是因围生期窒息导致的脑缺氧缺血性损害，是新生儿死亡和引起中枢性瘫痪、癫痫、智力低下等后遗症的重要原因。

预防原则：①做好孕期保健，预防及早期发现胎儿宫内窘迫；②提高助产技术，产程中避免滥用吗啡等呼吸中枢抑制药，防止新生儿窒息；③新生儿出生后迅速清理口、鼻腔分泌物，保证呼吸道通畅；④推广复苏技术，及时、正确地处理新生儿窒息，做好复苏后的观察监护；⑤加强新生儿护理，预防因误吸、感染、饥饿、寒冷等引起的缺氧。

4. 新生儿颅内出血　新生儿颅内出血的主要原因是围生期缺氧、产伤所致的脑内血管通透性增加或破裂出血，也可由维生素 K 缺乏、大量快速输液等引起，是新生儿常见的脑损伤，病死率较高，存活者部分可留有永久性神经系统后遗症。

预防原则：①做好孕期保健，预防早产、难产、急产；②提高助产技术，避免滥用缩宫素、中枢抑制药，预防产伤及窒息缺氧；③对早产、难产、手术产、出生时窒息者及母亲孕期应用苯巴比妥、苯妥英钠等药物的新生儿，肌内注射维生素 K1；④避免对新生儿大量快速输液，慎用高渗液体，防止损伤脑血流自主调节功能。

5. 新生儿感染性疾病　新生儿期常见的感染性疾病有肺炎、脐炎、败血症、破伤风及 TORCH（弓形虫、风疹病毒、巨细胞病毒、单纯疱疹病毒等）宫内感染等。

预防原则：①无菌接生，加强新生儿皮肤、脐部清洁护理，保持新生儿居室、衣服、用具清洁卫生，做好新生儿保护性隔离，适当保暖、防止受凉等；②对急产等没有严格消毒接生的新生儿应在 24 小时内将其残留脐带剪去一段，重新结扎、消毒，并肌内注射破伤风抗毒素（TAT）。

6. 新生儿吸入性肺炎　吸入性肺炎是新生儿期的常见疾病，包括羊水吸入性肺炎、胎粪吸入性肺炎和乳汁吸入性肺炎。

预防原则：①防止胎儿宫内缺氧和分娩时缺氧，是预防羊水或胎粪吸入性肺炎的关键；②喂奶时要注意采用正确的姿势，母亲可用拇指和示指轻轻夹着乳晕下方喂哺，以防因乳汁太急引起呛咳；③人工喂养时，不要使用奶孔过大的奶嘴；④新生儿喂奶后，应将其竖起趴在母亲肩头，轻拍其背，便于以打嗝的方式排出胃内空气。

第三节　早产儿和低出生体重儿保健

患儿，女，早产儿，出生1天，其母尚无乳汁分泌。

请思考：

1. 如何对该早产儿进行喂养？

2. 如何对该早产儿保暖？

早产儿又称为未成熟儿，是指胎龄达28周但不足37周的新生儿。低出生体重儿是指出生体重 <2 500 g 的新生儿。早产儿、低出生体重儿全身各系统发育更不完善，调节和适应的能力更差，对保健措施的要求更高。

（一）环境

早产儿应与足月儿分室居住，室内温度应保持在24~26℃，晨间护理时提高到27~28℃，相对湿度55%~65%。工作人员进入病室前应更换工作服、鞋，洗手，保持病室清洁、干净、舒适、整齐、安全。

（二）保暖

根据早产儿的体重及病情，给予不同的保暖措施，一般体重 <2 000 g 者，应尽早置于婴儿培养箱保暖，体重越轻箱温应越高。维持体温在36.5~37℃。因头部面积占体表面积的20.8%，散热量大，头部应戴绒布帽，以降低耗氧和散热量；各种操作应集中，并在远红外辐射床保暖下进行，没有条件者，采取简易保暖方法，并尽量缩短操作时间。每日测量体温6次，注意体温的变化，如发现异常，及时通知医生。

（三）合理喂养

1. 开奶时间　出生体重 >1 500 g 而无青紫的患儿，可于出生后2~4小时喂10%葡萄糖水2 mL/kg，无呕吐者，可在出生后6~8小时喂奶。出生体重 <1 500 g 或伴有青紫者，可适当延迟喂奶时间。

2. 喂奶量　喂奶量应根据消化道的消化及吸收能力而定，以不发生胃内潴留及呕吐为原则。胎龄越小，出生体重越低，每次喂乳量越少，喂奶间隔越短，并根据喂奶后有无腹胀、呕吐、胃内残留（管饲喂养）及体重增长情况调整（理想者每日增长10~15 g）。

3. 喂养方式　由于早产儿各种消化酶分泌不足，消化、吸收能力较差，但生长发育所需营养物质多，因此，最好用母乳喂养，无法母乳喂养者以早产婴儿配方奶粉为宜。由于早产儿肾排酸能力差，牛乳中蛋白质和酪蛋白比例均高，可使内源性氢离子增加，超过肾小管的排泄能力，引起晚期代谢性酸中毒。

母乳喂养的研究进展

母乳是一种含有大量不同成分的混合液体，是婴儿生物学上最佳的食品。母乳中的成分呈现动态化的变化，不同母亲、不同时期、不同状态等均可发生变化，即使当次哺乳也有不同。例如，母乳中的脂肪在哺乳中以及哺乳后或挤奶期间含量发生变化；早产也影响母乳中的脂肪、碳水化合物的含量；另外，无论是早产还是足月，蛋白质都会随着哺乳期的延长而减少。影响母乳生化组分的因素还包括母亲的体重指数、乳房大小，甚至婴儿性别等。

母乳是婴儿最天然的理想食品，母乳喂养的好处涉及母婴健康、婴儿免疫与生长发育以及社会等多方面。母乳库的建立与应用无疑为无法母乳喂养的早产儿以及其他疾病患儿提供了营养与治疗的新途径。目前，母乳成分的研究主要围绕母乳中的蛋白质种类与数量、生物活性成分、益生菌以及细胞群等多个方面。今后的研究将可能集中在母乳生物活性成分及细胞群的调控与作用机制、益生菌产品开发以及捐赠母乳的临床应用方面。

4. 喂养方法 有吸吮无力及吞咽功能不良者，可用滴管喂养或鼻饲喂养，必要时，静脉补充高营养液。喂养后，患儿宜取右侧卧位，并注意观察有无青紫、溢乳和呕吐的现象发生。

5. 记录 准确记录24小时出入量，每日晨起空腹测体重1次，并记录，以便分析、调整营养的补充。

（四）维持有效呼吸

早产儿呼吸中枢不健全，易发生缺氧和呼吸暂停。有缺氧症状者给予氧气吸入（常用浓度30%～40%），经皮血氧饱和度维持在85%～93%，吸氧时间不宜过长，防止发生氧中毒。

（五）预防出血

新生儿和早产儿易缺乏维生素K依赖性凝血因子，出生后应补充维生素K，肌内注射维生素K1，连用3日，预防出血症。

（六）预防感染

早产儿免疫功能不健全，应加强口腔、皮肤及脐部的护理，脐带未脱落者，可采用分段沐浴，沐浴后，用安尔碘或2.5%碘酊和75%乙醇消毒局部皮肤，保持脐部皮肤清洁、干燥。每日口腔护理1～2次。制订严密的消毒隔离制度，工作人员接触患儿时，接触前、后均应洗手。严禁非本室人员入内，确保空气及仪器、物品洁净，防止发生交叉感染。

（七）密切观察病情

及早发现病情变化并及时报告医生，做好抢救准备。

直击护考

本章自测题

【直击护考】

　　参考护士执业资格考试大纲，本章节可能出现的考点有：新生儿特殊生理状态、早产儿保暖、喂养、吸氧方法。

第八章　婴儿期保健

学习目标

1. 掌握婴儿期的保健措施。
2. 熟悉婴儿期的保健目的。
3. 了解婴儿的生理、心理和行为特点。
4. 能够进行婴儿期保健指导。
5. 培养关爱婴儿的意识，对待婴儿耐心、细致。

案例导学

豆豆，女，12个月，出生时体重3 kg，到儿童保健门诊检查生长发育状况，体重为9.3 kg，身高76 cm。

请思考：

1. 豆豆的体重、身高正常吗？
2. 若豆豆发育正常，她的头围、胸围应为多少？

婴儿期是指从出生到满1周岁以前的一段时期。此时期是儿童生长发育最迅速的时期，营养需求量相对较大，消化功能尚不成熟，容易出现消化功能紊乱和营养失调。此时期免疫功能不成熟，容易发生感染性及传染性疾病。婴儿期保健的重点是合理喂养，促进婴儿身心健康发展，预防婴儿常见病、传染性疾病的发生；有计划地进行预防接种，并注意卫生习惯的培养和消毒隔离。

本章思维导图

本章课件

婴儿期保健

第一节　婴儿期特点

一、婴儿期生理特点

婴儿期婴儿的身体和心理进一步发展，但与儿童期和成年人相比，生理状态还存在较大差异。

（一）生长发育快，营养需求量大

婴儿期是生长发育最迅速的时期。1岁时体重相当于出生时的3倍；身长75 cm；头围与胸围相等，约为46 cm；1岁左右开始学习走路、说话。由于生长发育快，营养需要量大，总能量需要量平均为110 kcal（460 kJ）/kg，水的需要量为150 mL/（kg·d）。

（二）消化功能不完善

婴儿咀嚼功能缺乏，口底浅，不会及时吞咽唾液，常发生生理性流涎。胃肠动力弱，各种消化酶的分泌少、活力低，易受天气炎热和各种疾病的影响而被抑制。婴儿肝血管丰富，干细胞再生能力强，不易发生肝硬化，但肝功能不成熟，解毒能力差，在感染、缺氧、中毒等情况下易发生肝肿大和变性。由于婴儿消化功能较差，营养需求量相对较大，所以喂养不当易发生消化不良和营养不良。

（三）免疫功能差

婴儿免疫功能发育不成熟，防御能力差。从母体获得的IgG在出生后6个月全部消失，而自行合成IgG的能力要到3～5岁才能达到成人水平。IgM（免疫球蛋白M）不能通过胎盘，故婴儿体内IgM含量低，易发生革兰氏阴性细菌感染。婴儿期SIgA（分泌型免疫球蛋白A）缺乏，易发生呼吸道及消化道感染。

（四）睡眠时间长，周期短

婴儿由于大脑皮质兴奋性较低，睡眠时间长（每天长达14～18小时），但睡眠周期短，每周期约60分钟。3个月内婴儿多夜醒几次。3～6个月开始建立规律睡眠，夜醒1～2次。婴儿睡眠时间过少，影响身体发育；睡眠时间过长，影响婴儿活动时间。过度兴奋和疲劳可影响婴儿睡眠，成人的拍、抱、摇以及哺乳和音乐可以帮助建立规律睡眠，但应防止婴儿对此形成依赖。

（五）其他生理特点

婴儿期呼吸、心率较快，呼吸30～40次/分，心率110～130次/分，体温每升高1℃，心率增快10～15次/分。由于婴儿呼吸道黏膜柔嫩，血管丰富，管腔相对狭窄，故易发生感染。婴儿四肢肌张力高，兴奋和抑制易于扩散并形成泛化反应，遇到较强刺激易发生昏睡或惊厥等。觅食、拥抱、握持、吸吮等原始反射于出生后3～4个月逐渐消失。婴儿在出生后2～3个月出现生理性贫血，血中红细胞降至$3.0×10^{12}$/L，血红蛋白降至100 g/L左右，3个月后缓慢增加。婴儿期淋巴细胞比例高于中性粒细胞。婴儿肾小球的滤过率低，肾小管的浓缩、重吸收和排泄功能均较差，对水及电解质的平衡调节差，故易发生水电解质紊乱及代谢性酸中毒。婴儿排尿次数较多，半岁内是 20 ～ 25 次 / 天，半岁后逐渐减少，1 岁时 15 ～ 16 次 / 天。尿量平均为 400 ～ 500 mL/ 天，排尿由脊髓反射活动完成，以后由脑干 - 大脑皮质控制。

二、婴儿期心理及行为特点

（一）注意与记忆

注意是心理活动对一定对象的指向和集中。注意分为有意注意和无意注意，婴儿以无意注意为主，凡是鲜艳、新颖和变化的事物均能自然引起婴儿注意。2 ～ 3 个月的婴儿开始注意新鲜事物，5 ～ 6 个月时出现短时集中注意。随着婴儿的注意不断发展，1 岁左右萌发有意注意。

记忆是人脑对经历过的事物的识记、保持、再现或再认的过程。记忆和注意密切联系，1 岁以内的婴儿只有再认而无再现。2 ～ 3 个月婴儿能用眼睛去寻找从视野中消失的玩具，表明已有短时记忆；3 ～ 4 个月出现对人的认知；5 ～ 6 个月能辨认自己的母亲与陌生人，其记忆特点是保存时间短、记得快、忘得快。在婴儿情绪良好的前提下，生动的玩具、游戏、儿歌等能提高其无意注意，同时也可增强其记忆。

（二）感觉与认知

3 ～ 4 个月婴儿可以看清附近的人和物，1 岁时视觉调整能力基本完成。8 ～ 9 个月婴儿可精确区分不同的声音，可判断肯定句和疑问句的语气。婴儿的味觉系统非常发达。4 ～ 6 个月婴儿逐渐理解因果关系，比如，摇动铃铛会发出声音；6 个月婴儿对物体大小具备分辨能力；8 ～ 12 个月婴儿已拥有"客体永存"概念，会寻找被藏起来的物品，明白藏起来的东西不会真正消失。

（三）语言与行为

婴儿期语言与行为发展迅速，婴儿期语言和适应能力的发育过程见表 8-1。

表 8-1　婴儿期语言和适应能力的发育过程

年龄	语言	适应环境的能力与行为
新生儿	能哭叫	铃声使全身活动减少；或哭渐止，有握持反射
2 个月	发出和谐的喉音	能微笑，有面部表情；眼随物体转动
3 个月	咿呀发音	头可随看到的物品或听到的声音转动 180°；注意自己的手
4 个月	笑出声	抓面前物体；自己玩弄手，见食物表示喜悦；较有意识地哭和笑
5 个月	能喃喃地发出单词音节	伸手取物；能辨别人声；望镜中人笑
6 个月	能听懂自己的名字	能认识熟人和陌生人；自拉衣服；自握足玩
7 个月	能发出"爸爸""妈妈"等复音，但无意识	能听懂自己的名字；自握饼干吃
8 个月	重复大人所发的简单音节	注意观察大人的行为；开始认识物体；两手会传递玩具

续表

年龄	语言	适应周围人物的能力与行为
9个月	能懂几个较复杂的词句，如"再见"等	看见熟人会伸手要抱；或与人合作游戏
10～11个月	开始用单词，一个单词表示很多意义	能模仿成人的动作，如招手、"再见"；抱奶瓶自食
12个月	能叫出物品的名字，如灯、碗；指出自己的手、眼	对人和事物有喜憎之分；穿衣能合作，用杯喝水

（四）思维与情绪

　　思维是一种运用理解、记忆、综合分析能力来认识事物的本质和掌握其发展规律的精神活动。婴儿的思维是直觉行为思维，即思维过程离不开感知和动作，如拿着气球说"气球"。当感知和动作中断，思维就中断。想象是指人感知客观事物后在脑中创造出新的思维活动。婴儿无想象，1～2岁幼儿才有想象的萌芽。情绪是与个体生理或心理需要是否得到满足相关联的心理体验和表现。婴儿的情绪特点为时间短、反应强、变化快、外显而真实。3个月后的婴儿积极情绪增多，如亲人的怀抱、吃饱、温度适宜、轻松悦耳的音乐等，均可使婴儿出现愉快的情绪。6个月婴儿开始怯生，并开始依恋母亲，安全的依恋会为其个性发展奠定良好的基础。

第二节　婴儿期保健内容

知识拓展

儿童气质类型

　　现代儿童气质理论将儿童气质分为以下4种类型：

　　1.易养型　生物功能规律，易接受新事物和陌生人，情绪多为积极、反应中等，适应快、易抚养，约占儿童的40%。

　　2.难养型　生物功能不规律，对陌生人和新事物最初反应是退缩，适应慢，反应强度低，消极情绪较多且反应强烈，难抚养，约占儿童的10%。

　　3.启动缓慢型　对新事物和陌生人最初反应是退缩，适应慢，反应强度低，消极情绪较多，约占儿童的15%。

　　4.中间型　是以上几种类型的混合型，约占30%。

　　了解儿童气质特点，预测儿童的行为问题，并针对不同的气质特征采取不同的抚养方式和教育方式，注重与气质特点的"调适"，有助于预防行为问题的发生。

🖊 **案例导学**

红红，13个月，还未出牙。于是妈妈带她去医院咨询，医师问询检查后发现红红各项成长指标都落后于同龄儿，同时了解到红红一直在用母乳喂养，没有添加任何辅食。由于怕宝宝出门着凉生病，妈妈很少带她参加户外活动。

请思考：

1.红红为什么会出现这种情况？

2.应该如何避免这种情况发生？

一、保健目的

1.创造良好的生活环境和条件，促进婴儿的正常发育和健康成长。

2.定期进行健康检查与成长检测，早期发现婴儿生长发育偏离，早期干预。

3.做好婴儿喂养、预防接种、感染预防、体格锻炼等，降低婴儿患病率与死亡率。

二、保健措施

（一）成长检测

成长检测是连续纵向观察婴儿的生长趋势及心理发育水平，以便早期发现生长发育偏离，并及时分析原因，采取相应的措施进行干预。1岁以内定期体检至少4次，分别为3、6、9、12个月龄。高危儿、体弱儿适当增加体检次数。体检内容包括：

（1）体格发育指标测量及评价：检测的重点是体重和身长，通过定期、连续准确地测量婴儿体重、身长，并在婴儿生长发育图中画体重、身长增长曲线，根据曲线变化趋势，评价婴儿体重、身长发育状况，并分析查找原因。

（2）询问个人史、既往史、家庭环境与教育等。

（3）全身系统检查。

（4）常见病的实验室检查以及临床可疑疾病的实验室筛查。

（二）育儿指导

1.合理喂养 4～6个月的婴儿采用纯母乳喂养，不能纯母乳喂养者应正确选择配方乳。给婴儿添加辅食的时间和过程应与婴儿的接受能力相适应，具体步骤和方法见表8-2。

表8-2 婴儿辅食的添加

月龄	食物性状	引入的食物	主餐	辅餐	进食技能
4～6个月	泥状食物	含铁配方米粉、配方奶、菜泥、鱼泥、肉泥、水果泥、蛋黄	6次奶	逐渐加至1次	用勺喂
7～9个月	末状食物	粥、烂面、菜末、蛋末、豆腐、肉末、鱼末、水果	4次奶	1餐饭 1次水果	学用杯

续表

月龄	食物性状	引入的食物	主餐	辅餐	进食技能
10～12个月	碎食物	软饭、碎肉、碎菜、蛋、鱼肉、豆制品、带馅食	3餐饭	2～3次奶 1次水果	断奶瓶 手抓食 自用勺

婴儿抚触

婴儿被动操

婴儿沐浴

2. 体格锻炼

（1）开窗睡眠：从夏季开始，室温保持在18～20℃，最低不低于14℃，床不要靠窗太近，避免对流风。穿脱衣服时要关窗，冬季开窗要小，防止受凉。

（2）婴儿抚触：依次在婴儿面部、胸部、腹部、四肢、背部有规律地轻轻滑动触摸与捏握。每日早晚各自进行1次，每次15分钟。抚触时应注意保暖，防止皮肤划伤。

（3）婴儿体操：从2个月开始，在亲人帮助下对2～6个月婴儿进行四肢伸屈运动（被动操），每日1～2次。6～12个月婴儿应在亲人适当扶持下进行四肢及躯体的运动（主动操），包括训练爬、坐、仰卧起身、扶站、扶走、双手取物等。

（4）户外活动：一年四季均可进行，夏季可从出生后3～4周开始在户外阴凉处活动或睡眠一小段时间，冬天应在室内开窗呼吸新鲜空气，适应冷空气后再到室外。开始时每天1～2次，每次10～15分钟，适应后逐渐延长到1～2小时。夏季可多暴露皮肤，在屋檐、树荫下进行。冬季仅暴露面部和手部，冬季应注意保暖，在阳光下活动。活动形式因月龄不同而异，活动场所应空气新鲜，避免去人群拥挤的地方。

（5）温水浴：新生儿脐带脱落后可进行温水沐浴，盆中水量以婴儿半卧位时锁骨以下部位浸入水中为宜，每次7～12分钟，每日1～2次。7～8个月以上婴儿可进行擦浴，用半干的温湿毛巾从四肢开始，做向心性擦浴，每次5～6分钟，每日1次。水浴时室温应在24～26℃以上，开始水温宜39℃，以后逐渐降至35℃左右。洗完用干毛巾擦皮肤至微红，防止受凉。

3. 日常护理　婴儿居室应阳光充足，通风良好，空气新鲜。冬季室温保持在18～20℃，相对湿度55%～60%。避免与急性感染性、传染性疾病患者接触。婴儿衣着以清洁、干燥、柔软、宽松、穿脱方便为宜，襁褓不宜过厚、过紧。婴儿期常见的意外事故有：异物吸入、窒息、中毒、跌伤、触电、溺水和烫伤等，家长需加强安全管理与看护。

4. 培养良好的生活习惯

（1）睡眠：3～4个月后应逐渐停止夜间喂哺，以保证夜间睡眠，日间睡眠2～3次，每天睡15～16小时。睡前应沐浴、如厕，不要过度兴奋，可利用固定乐曲催眠，不吮乳头、不摇、不抱、不拍，逐渐培养规律的睡眠习惯。

（2）饮食：4～6个月开始添加辅食，逐渐训练用勺、杯、碗、筷进食、饮水，培养均衡膳食习惯及独立进食能力。注意饮食卫生，定时、定量进食，不偏食、不挑食、不吃零食。进食氛围要好，婴儿进食时避免对其进行奖惩或强迫进食。

（3）排便：观察婴儿排便规律，3个月开始训练定时大、小便，8～9个月后训练坐盆大、小便，而后训练控制大、小便，随着条件反射建立，可逐渐养成主动、定时排便习惯。

（4）卫生：婴儿晨起应洗脸、洗手，每日洗澡，勤换衣裤，哺乳后喂少量温水清洁口腔。注意饮食卫生，不咬手指和玩具，不随地大小便，不乱扔果皮、纸屑。

5.教育教养　婴儿期教育没有设定固定的模式和方法，应依据婴儿的心理、行为发展规律，进行适时适当教育。3个月以内，选择颜色鲜艳的玩具，悬吊在床的上方，使婴儿正面视物，训练两眼视物，刺激脑功能。3个月开始用不同颜色、形状各异和发声的玩具逗引婴儿看、听与触摸，促使感知觉发育；并用温柔的声音表示鼓励，用严肃的声音表示禁止，锻炼婴儿分辨声调和培养分辨对错的能力。4个月后，对婴儿无意识的发音及时给予应答或微笑，促进语言和社会性应答能力发展。7个月后，引导婴儿观察新鲜的和感兴趣的食物，培养注意能力；同时引导其观察周围环境，使其逐渐认识和熟悉常见的事物，而后再以询问方式让其看、指、找，促使视、听与心理活动相联系。在抚养婴儿的过程中，亲人应经常对婴儿微笑、说话、唱歌、讲故事，对其进行抚摸，让其看图、听音乐，主动给其玩具，与其做游戏等，稳定婴儿情绪。多用鼓励性语言、声调、表情引导婴儿活动，促使亲子关系的建立。常给予婴儿摇、抱和背等刺激，促进运动发育。

（三）预防接种

预防接种是指将疫苗（通过人工培育并经过处理的病菌、病毒）接种在健康人的身体内使人在不发病的情况下产生抗体，获得特异性免疫。

1.计划免疫程序和种类　计划免疫程序是指接种疫苗的先后顺序及要求。根据原卫生部颁布的《扩大国家免疫规划实施方案》的要求，婴儿必须按计划接种乙肝疫苗、卡介苗、脊灰疫苗、百白破疫苗、麻疹疫苗、流脑疫苗、乙脑疫苗。婴儿计划免疫程序见表8-3。

表8-3　婴儿计划免疫程序

疫苗	预防疾病	初种年龄	复种年龄	接种方法	接种部位
卡介苗	结核病	出生3天内	接种后于7岁、12岁复查，结核菌素实验阴性时加强	皮内注射	左上臂三角肌上缘
乙肝疫苗	乙型肝炎	0、1、6个月	周岁时复查、免疫成功者，3～5年加强；免疫失败者，重复基础免疫	肌内注射	上臂三角肌
脊灰疫苗	脊髓灰质炎	2、3、4个月	4岁加强	口服	—
百白破疫苗	百日咳、白喉、破伤风	3、4、5个月	18～24月龄加强	有吸附制剂者肌内注射，无吸附制剂者皮下注射	上臂外侧
麻疹疫苗	麻疹	8个月	7岁加强	皮下注射	上臂外侧
乙脑减毒活疫苗	流行性乙型脑炎	8个月	2岁时加强一次	皮下注射	上臂外侧

免疫程序视频

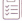

续表

疫苗	预防疾病	初种年龄	复种年龄	接种方法	接种部位
A群流脑疫苗	A群流行性脑脊髓膜炎	6、9个月	—	皮下注射	上臂外侧

2.预防接种的注意事项

（1）严格掌握禁忌证：患急性传染病（包括疾病恢复期）、慢性消耗性疾病、活动性肺结核、先天性免疫缺陷疾病、过敏性疾病、肝肾疾病以及发热的儿童均不能接种疫苗；正在接受免疫抑制剂治疗的儿童，应尽量推迟常规的预防接种；近1个月内注射过免疫球蛋白者，不能接种活疫苗；某些疫苗还有特殊的禁忌证，应严格按照使用说明执行。

（2）严格执行免疫程序：掌握接种的剂量、次数、间隔时间和不同疫苗的联合免疫方案（一般接种活疫苗后需隔4周、接种死疫苗后需隔2周，再接种其他疫苗）。及时记录及预约，交代接种后的注意事项及处理措施。

（3）严格执行查对制度及无菌操作原则：接种时需仔细核对小儿姓名、年龄、疫苗名称等，活疫苗只用70%～75%乙醇消毒；抽吸后如有剩余药物，放置不能超过2小时；接种后剩余活疫苗应烧毁。

（4）注意事项：2个月以上婴儿接种卡介苗前应做结核菌素实验，阴性者才能接种；脊髓灰质炎疫苗冷开水送服，且服用后1小时内禁热饮。接种麻疹前1个月及接种后2周避免使用胎盘球蛋白、丙种球蛋白制剂。

3.预防接种的反应

（1）一般反应：由疫苗本身引起的反应，大多为一过性，在24小时内出现，主要表现为红、肿、热、痛，可伴有食欲减退、全身不适、乏力等。反应程度因个体不同而有所不同，一般持续2～3天。反应轻者不必处理，反应较重者可做局部热敷。

（2）异常反应：极少数小儿可能出现晕厥、过敏性休克、过敏性皮疹、血管神经性水肿等。一旦发生，应立即抢救或治疗。

（3）偶合症：受种者正处于某种疾病的潜伏期，或者存在尚未发现的基础疾病，接种后巧合发病。因此，偶合症的发生与疫苗接种无关，仅是时间上的巧合，如冬季偶合流感、夏季偶合腹泻。

（四）疾病及意外伤害的预防

1.缺铁性贫血

（1）原因：铁的摄入量不足、先天储铁不足、生长发育过快、铁丢失过多或吸收障碍均可引起缺铁。

（2）表现：皮肤黏膜苍白，以唇、口腔黏膜和甲床最明显；易疲乏，不爱活动；体重不增或增长缓慢；由骨髓外造血引起的肝脾肿大；食欲减退，烦躁不安等。

（3）预防原则：妊娠期及哺乳期母亲要加强营养，适当增加铁的摄入；提倡母乳喂养，出生后4～6个月开始添加含铁辅食，人工喂养时推广使用铁强化食品，鲜牛乳喂

预防接种的反应
及处理

养要加热处理；合理搭配饮食（维生素 C、果汁等有利于铁的吸收），培养良好的饮食习惯；对早产儿、低出生体重儿 2 个月给予铁制剂预防；积极防治婴儿腹泻、感染、慢性失血等。

2. 维生素 D 缺乏性佝偻病

（1）原因：日光照射不足、维生素 D 的摄入不足、生长发育的速度快、腹泻、肝胆及肾脏疾病影响维生素 D 的吸收或代谢障碍。

（2）表现：神经、精神症状（易激惹、夜惊、枕秃等），骨骼改变，运动功能发育迟缓，免疫力低下等。

（3）预防原则：孕妇和乳母及婴儿都要多进行户外活动，多晒太阳，促进内源性维生素 D 的产生；合理喂养，按时添加辅食，出生后两周开始补充维生素 D 制剂：每天400 IU，4 个月开始逐渐添加动物的肝、肾、蛋黄等富含维生素 D 的食物；孕妇和乳母应平衡膳食，进食富含维生素 D 和钙的食物；积极防治婴儿腹泻、肝胆及肾脏疾病等。

3. 急性呼吸道感染

（1）原因：与婴儿呼吸系统发育不完善、免疫功能差有关。受凉、劳累等为主要诱因，居室空气污浊、通风不良等均可促使感染发生。

（2）表现：发热、咳嗽、气促、呼吸困难和肺部啰音。

（3）预防原则：合理营养，适当锻炼，增强抗病能力；加强日常护理，注意保暖，保证睡眠充足，避免与呼吸道感染患者密切接触；按时接种疫苗，预防传染病，防治营养性疾病；居室定时开窗通风，保持空气新鲜、流通，必要时用食醋熏蒸进行空气消毒。

4. 腹泻

（1）原因：常是肠内感染、肠外感染、饮食不当、食物过敏、气温骤变、滥用抗生素等因素所致，也与婴儿的消化系统发育不成熟、免疫力低下有关。

（2）表现：大便次数增多和大便性状改变。

（3）预防原则：合理喂养，注意食物要新鲜、清洁；加强日常护理，气候变化时防止受凉或过热；避免滥用抗生素，防止肠道菌群失调；加强体格锻炼，防止营养性疾病。

5. 泌尿系统感染

（1）原因：婴儿机体抵抗力及泌尿道局部防御功能差，加之使用尿布，尿道口常被细菌感染，特别是女婴，极易发生逆行性泌尿系统感染，泌尿道畸形也增加了感染的危险。

（2）预防原则：加强婴儿营养与护理，注意尿布、外阴清洁卫生，防止细菌污染尿道口；及时矫治泌尿道畸形，防止尿路梗阻；导尿与泌尿系统器械检查时严格无菌操作。

6. 婴儿意外伤害

（1）原因：婴儿期常见的意外伤害有窒息、烧伤、跌落伤、切割伤、触电、中毒等，是造成婴儿伤残和死亡的重要原因。

（2）预防原则：加强安全管理与看护。3 个月以内婴儿要防止因吸入溢乳或被褥掩盖口鼻而窒息。居室的窗户、阳台、楼梯、婴儿睡床应设栏杆。安全设置电器、电源、妥善存放热水瓶、剪刀、药品、杀虫剂等危险品。玩具不带尖、带刺或过小。禁止婴儿爬高、爬窗、爬楼梯等。加强对家长及保教人员的教育，使其对意外伤害有较强的预见性，能及时发现和排除可能引起意外伤害的危险因素，使婴儿在家庭内外均有一个良好的保护环境。

直击护考

本章自测题

【直击护考】

　　参考护士执业资格考试大纲，本章节可能出现的考点有：预防佝偻病时口服维生素D的剂量（每天 400 IU），婴儿期视生长发育、语言和行为发育特点，辅食添加。

第九章　实训指导

🖱 案例导学

章女士，妊娠38周，突然感到有强烈的大便感，宫缩过程中在阴道口见少量的胎先露，此时心情十分紧张，宫缩时浑身紧绷，满头大汗，叫声也越来越大。

请指导：

1. 在胎头拨露时，产科护士应如何配合宫缩用力，帮助产妇快速娩出胎儿？

2. 如果已经胎头着冠，产科护士应该如何指导产妇呼吸，减慢分娩速度，以保护会阴，防止出现会阴撕裂伤？

🖱 案例导学

李女士，28岁，2天前经阴道自然分娩一名男婴，生产过程十分顺利，目前正在家里坐月子，看到书上说"坐月子的时候必须有适量运动，打喷嚏或者大笑时会有漏尿的情况"。李女士对于坐月子，不知道需要注意什么？

请指导：

1. 刚刚顺产完可以下床活动吗？如果不能，那在床上如何进行适量运动呢？

2. 为什么会在生产完后出现漏尿？需要到医院治疗吗？

🖱 案例导学

张女士，27岁，一侧乳房肿大，乳头皲裂疼痛，抱着宝宝不知道该如何喂奶。

请指导：

产科护士如何对其进行哺乳知识的指导？

实训 1　妊娠期保健指导

【实训目标】

1. 掌握妊娠期不同阶段保健指导的目的、具体方法与要点。

2. 能正确指导孕妇掌握妊娠期保健操的动作要领，教会孕妇准备待产包。

3. 培养良好的沟通能力和细致耐心的服务态度。

【实训准备】

1. 物品：瑜伽垫、多媒体设备、妊娠期保健操视频、待产包、背包、手提包等。

2. 环境：妇产科模拟病房，有条件者可到附近妇幼保健门诊。要求环境温度适宜，宽敞明亮，整洁干净，通风良好。

3. 人员：穿戴整齐，修剪指甲，清洁双手。

【实训学时】

2 学时。

1.1　妊娠期保健操

妊娠期保健操
视频

【实训内容】

（1）盘腿运动：早晨起床后和晚上临睡前，双腿盘坐在床上，集中精神，挺直背部，两手放在双腿上，先用手腕力量轻轻向下推压双膝，再逐渐增加力量，让双膝尽量接近床面。随呼吸节律进行按压，反复持续 2～3 分钟。

（2）骨盆运动：取仰卧位，双腿屈膝，两臂伸直置于身体两侧，脚底和手心平放于床上，利用双脚和双臂的力量缓缓抬高臀部、腰部，使腰背向上呈反弓状，持续 10 秒左右，缓缓下落复原。静卧 10 秒，再重复上述动作。每日早晚各做 5～10 次。

（3）腹肌运动：取仰卧位，双腿伸直，两臂伸直置于身体两侧。两腿交替做屈膝、伸展动作，左右侧各做 10 次。双腿屈膝，两小腿交替做上抬、放下的动作，左右侧各做 10 次。

（4）骨盆扭转运动：取仰卧位，两臂伸直置于身体两侧，左腿伸直，右腿屈膝，再慢慢外展放平，贴近床面或地面后再恢复原位。该动作左右交替进行，各做 10 次。双腿屈膝并拢，左右缓慢摇摆至床面或地面 10 次，再慢慢放松。

（5）振动骨盆运动：取跪姿，两手掌和膝部稍微分开，与肩部同宽，支撑床面。先吸气，头尽量垂向两臂中点，拱背呈弓状；后呼气，抬头，恢复跪姿；吸气仰头，腰部向前挺伸，上身抬起向前伸出，使腰背呈反弓状；接着，边呼气边后撤身体，直至趴下。

上述动作重复10次，可以缓解腰痛，增强腹部肌肉张力。（不建议晚期妊娠做此节运动）

【注意事项】

1.避免用餐后或空腹、饥饿时做妊娠期保健操，建议穿舒适宽松的衣服。

2.做妊娠期保健操前应排空膀胱，可同时播放舒缓的音乐。

3.有早产、先兆流产、多胎、前置胎盘、羊水过多、严重内科合并症等情况禁止做妊娠期保健操。

4.如果出现流产征象，应立即停止运动；当出现发热、感冒或疲劳等身体不适时，也应暂停运动，恢复后再进行练习。

5.做完操后，建议采取左侧卧位，以增加孕妇胎盘的血流灌注。

1.2　孕妇准备待产包

【实训内容】

（1）准备随身物品：孕妇的身份证、产检证明、母子健康手册、医保卡、银行卡、现金、手机、笔、笔记本等。

（2）准备孕妇用品：内衣、一次性内裤、睡衣、外套、帽子、围巾、月子鞋、袜子；护理垫、产妇专用卫生纸、卫生巾、马桶垫；洗漱用品、纸巾、湿巾、巧克力、功能性饮料等。

（3）准备新生儿用品：纸尿裤、隔尿垫、棉尿布、婴儿方巾、开衫、包被（毛毯）、帽子、奶瓶、奶粉、奶瓶刷、洗护用品、吸奶器、小勺、小碗等。

（4）整理要求：将准备好的用品收纳好，操作结束后，将所用物品送回物品架，摆放整齐。

【学生练习】

1.情景模拟：学生4～8人一组，轮流扮演孕妇、家属、护士等角色。

2.以小组为单位进行演示操作和健康指导。

3.条件合适者在医院相关门诊进行见习活动。

【实训报告】

操作项目	
项目名称	
操作定义	
操作目的	
操作评估	

续表

操作前准备	护士		
	用品		
	环境		
	孕妇		
实施过程			
评价			
小组讨论			

孕妇待产包准备
操作评分标准

实训 2　分娩期保健指导

【实训目标】

1.掌握分娩期保健指导的方法。

2.能正确指导孕妇分娩期用力方法与注意事项。

3.培养学生的人文关怀素养，使学生具有良好的与产妇沟通的能力。

【实训准备】

1.物品：分娩期保健视频、产床、分娩工具、孕妇模型等。

2.环境：产科模拟产房，有条件者可到医院产房。要求环境整洁安静，宽敞明亮，通风良好。

3.人员：穿戴整齐，修剪指甲，清洁双手。

【实训学时】

1学时。

【实训内容】

孕妇分娩期正确用力的方法指导

（1）胎头拨露：指导产妇配合宫缩正确用力，指导语："请您先不要太过用力，先用鼻子深吸气，对，很好，然后嘴巴慢慢吐气，吐气时间越长越好，吐气时鼓起肚子，放松腹部和会阴盆底，对，充分地放松，越放松，宝宝就会下降得越快！现在可以开始用力，眼睛看向肚脐的位置，发低沉的'嗯'，是的，像小动物在生气发怒，然后发'啊''哈'，对，就是这样，现在感觉怎么样？肚子不痛了吧，尽量一次宫缩完成一次呼吸。好了，现在闭上眼睛，休息一下吧，还是保持缓慢地呼吸。"

（2）胎头着冠：指导产妇宫缩时放松，指导语："您不用再用力了，尽可能地张大嘴巴，发'啊'的声音，从高到低，发一个长长的'啊——哈——'，呼吸……长长地、慢慢地呼吸，让孩子慢慢出来，很好，继续保持，这样就不会产生阴道裂伤了，好的，看到孩子的肩膀了，继续发'啊'，不用向下用力，孩子身子马上出来了，您做得很棒，您成功分娩了，感觉到了吗？这是您的孩子，您可以抱抱您的小公主了。"

【注意事项】

1.应具体讲解临产发作的原理、分期，说明入院时机及原因。

2.产妇如出现阴道流血、流水或发热等情况，需立即返回医院。

3.分娩过程中，与产妇交流时应态度和蔼，耐心温和，多鼓励孕妇。

【学生练习】

1.情景模拟：学生 4～8 人一组，轮流扮演孕妇和护士等角色。

2.以小组为单位进行演示操作和健康指导，教师进行指导和评价，并提出改进方法，下课后以小组为单位报告实训结果。

3.条件合适者在医院产房安排相关的见习活动。

【实训报告】

操作项目		
项目名称		
操作定义		
操作目的		
操作评估		
操作前准备	护士	
	用品	
	环境	
	孕妇	
实施过程		
评价		
小组讨论		

实训 3 产褥期保健指导

【实训目标】

1. 掌握产褥期保健要点与指导方法。

2. 掌握产褥期保健操动作要领，能正确指导产妇做产后保健操。

3. 培养学生的人文关怀素养，使学生具有与产妇良好沟通的能力。

【实训准备】

1. 物品：产褥期保健视频、多媒体设备、病床等。

2. 环境：产科模拟病房，有条件者可到医院妇产科病房。要求环境整洁安静，宽敞明亮，通风良好。

3. 人员：穿戴整齐，修剪指甲，清洁双手。

【实训学时】

1 学时。

【实训内容】

产后保健操的方法指导

产后保健操可以增加产褥期活动量，促进腹壁和盆底肌的肌张力，避免子宫脱垂；促进腰腹部及髋部血液循环，有利于排出恶露和子宫复旧；促进胃肠道蠕动，防止便秘，从而促进产妇机体功能复原，尽快恢复体形。

（1）腹式呼吸运动：取仰卧位，双臂自然直放于身旁，深吸气，收紧腹部，然后缓慢吐气。

（2）缩肛运动：取仰卧位，双臂自然直放于身旁，进行缩肛与放松交替动作。先收缩肛门，维持片刻后，再放松肛门肌肉，可循环重复多组。

（3）抬腿运动：取仰卧位，双臂自然放于身旁，双腿轮流交替上举和并抬，并与身体躯干成直角。

（4）腰背运动：取仰卧位，髋关节与双腿分开放松，双足底平放在床上，尽量抬高臀部和背部。

（5）仰卧起坐：取仰卧，两腿并拢，两手上举，利用腹肌收缩，两臂向前摆动，迅速成坐姿，上体继续前屈，两手触脚面，低头；然后还原成坐姿，如此连续进行。

（6）腰部运动：取跪姿，双膝分开，手肘垂直于地面，双手平行于床上，腰部进行左右旋转。

（7）全身运动：取跪姿，双臂伸直支撑于床上，左右腿交替向后方举高。

产后保健操
视频

【注意事项】

1. 运动量因人而异，应由大到小、由弱到强地逐渐增加运动量。

2. 从产后第二天开始，每天 8 ～ 16 节，直至产后第 6 周。

3. 不宜在饭前或饭后 1 小时内做操，并应及时补充水分，做操时出现出血或者不适，应立刻停止。

【学生练习】

1. 情景模拟：学生 4 ～ 8 人一组，轮流扮演孕妇和护士等角色。

2. 以小组为单位进行演示操作和健康指导，教师进行指导和评价，并提出改进方法，下课后以小组为单位报告实训结果。

3. 条件合适者在医院的妇产科病房进行见习活动。

【实训报告】

产后保健操
评分标准

操作项目		
项目名称		
操作定义		
操作目的		
操作评估		
操作前准备	护士	
	用品	
	环境	
	孕妇	
实施过程		
评价		
小组讨论		

实训 4　哺乳期保健指导

【实训目标】

1. 掌握哺乳期保健要点与指导方法。
2. 掌握哺乳期母乳喂养的动作要领，能正确指导产妇哺乳姿势与方法要点。
3. 培养学生的人文关怀素养，使学生具有与产妇良好沟通的能力。

【实训准备】

1. 物品：哺乳期保健视频、多媒体设备、病床、椅子、踏脚凳、乳母模型、新生儿模型等。
2. 环境：妇产科模拟病房，有条件者可到医院妇产科病房。要求环境整洁安静，宽敞明亮，通风良好。
3. 人员：穿戴整齐，修剪指甲，清洁双手。

【实训学时】

1 学时。

【实训内容】

哺乳期母乳喂养的方法指导

（1）哺乳前，产妇应洗净双手及乳头，按摩乳房或用热毛巾热敷乳房。

（2）指导产妇在不同时间、不同地点，选择合适的哺乳体位。①抱篮式：产妇坐在沙发或者靠背椅上，背紧靠椅背，两腿自然下垂达至地面，哺乳侧脚踩踏脚凳，胳膊下垫软枕；哺乳侧手臂怀抱住婴儿，婴儿头、肩枕于手肘弯，面部朝向乳房。②橄榄球式：一手在身侧抱住宝宝，并用臂弯夹婴儿于手臂下，前臂支撑宝宝的背部，手腕和手掌支撑宝宝的头颈和肩胛骨。③侧卧式：产妇与婴儿均侧卧，婴儿头下垫软枕，使头部稍抬高，面向产妇乳房。

（3）指导产妇利用婴儿的觅乳反射，用乳头刺激婴儿口唇周围，使婴儿头转向乳头，用一手的示指、中指轻夹乳晕两旁，手掌托住哺乳侧乳房，使宝宝含住大部分的乳晕及乳头，且不影响用鼻呼吸。指导产妇将拇指与四指分别放在乳房上、下方，呈"C"字形托起整个乳房。若奶水喷流过急，应采用示指与中指呈"剪刀状"夹住乳房。观察婴儿可以有效吸吮，嘴呈鱼唇状，吸吮动作缓慢有力，两侧面颊不向内凹陷，能听到吞咽声。吸空一侧乳房后，再换另一侧。

（4）哺乳时注意观察与婴儿的情感交流，言语鼓励婴儿吸吮。若未吃饱就有困意，可以轻拉乳头，提醒婴儿继续吸吮。

（5）哺乳结束时，可用示指轻轻向下按婴儿下颌，等待其松口后，再慢慢拉出乳头。

（6）哺乳结束后，将婴儿竖抱胸前趴在产妇肩上，轻拍背部1～2分钟，以排空胃内空气，防止溢乳。

（7）哺乳后，可挤少量乳汁涂在乳头上，以保护皮肤，防止皮肤皲裂。

【注意事项】

1.指导母乳喂养时，指导者选择舒适的姿势，避免肌肉过度疲劳，出现背痛或其他不适。

2.产妇每次母乳喂养前都要洗净双手，擦净乳头、乳房，防止婴儿感染。

3.指导产妇哺乳时采取舒适体位，全身放松，保持良好心情，以利于乳汁排出。

4.正确保持婴儿含接乳头，防止鼻部受压而导致呼吸困难。

【学生练习】

1.情景模拟：学生4～8人一组，轮流扮演孕妇和护士等角色。

2.以小组为单位进行演示操作和健康指导，教师进行指导和评价，并提出改进方法，下课后以小组为单位报告实训结果。

3.条件合适者在医院的妇产科病房进行见习活动。

【实训报告】

操作项目		
项目名称		
操作定义		
操作目的		
操作评估		
操作前准备	护士	
	用品	
	环境	
	孕妇	
实施过程		
评价		
小组讨论		

母乳喂养操作
评分标准

实训 5　新生儿期保健指导

【实训目标】

1. 掌握新生儿期保健要点与指导方法。
2. 掌握新生儿期人工喂养的动作要领，能正确指导产妇人工喂养方法要点。
3. 培养学生的人文关怀素养，使学生具有与产妇良好沟通的能力。

【实训准备】

1. 物品：新生儿期保健视频、多媒体设备配方奶粉、奶瓶、奶嘴、温开水（调试好温度，放于恒温壶中）、口水巾、洗刷用具、消毒用具、靠枕、洗手液。
2. 环境：妇产科模拟病房，有条件者可到医院产科或新生儿科。保证室内光线充足，温湿度适宜，空气新鲜。
3. 人员：穿戴整齐，修剪指甲，清洁双手。婴儿模型更换干净尿不湿，放在婴儿床里。

【实训学时】

1 学时。

【实训内容】

新生儿期人工喂养的方法指导

（1）冲兑奶粉。①取奶瓶：拿出消毒备用的奶瓶，拧开奶瓶盖，注意奶瓶盖的摆放。②定奶量：参考奶粉罐包装上的用量说明，按婴儿体重，确定配方奶量；③取温水：将适量的温水加入奶瓶中，注意眼睛与刻度线平齐；④取奶粉：用奶粉专用的计量勺取适量奶粉，在奶粉罐口平面处刮平，放入奶瓶中；⑤溶奶粉：旋紧奶瓶盖，朝一个方向轻轻摇晃奶瓶，使奶粉溶解至浓度均匀；⑥核定奶温：将配好的奶滴到手腕内侧，感觉温度适宜便可给婴儿食用。

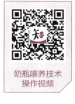

奶瓶喂养技术
操作视频

（2）喂哺婴儿。①将婴儿抱入怀中，头部在成人的肘弯处，用前臂支撑婴儿的后背，使其呈半坐姿势。②将口水巾垫于婴儿下颌处。③反手拿奶瓶，用奶嘴轻触婴儿下唇，待其张开嘴后顺势放入奶嘴，奶瓶与嘴呈 90°，使奶液充满奶嘴。避免婴儿吸入空气，引起溢乳。④喂奶结束，轻压婴儿下颌，将奶嘴取出。用口水巾轻轻擦净溢出的奶液。⑤竖抱拍嗝：护士将口水巾置于肩头，使婴儿趴俯在肩头，头偏一侧。右手成空心状，利用手腕的力量，轻轻地由下向上拍嗝，直到把嗝拍出。⑥拍嗝后，将婴儿放于婴儿床中，背向后靠软枕，呈右侧卧位。⑦喂完奶后将瓶中剩余的奶倒出，将奶瓶、奶嘴分开清洗干净，消毒备用。

【注意事项】

1. 避免奶液温度过高，防止奶嘴滴速过快。

2. 避免奶瓶、奶嘴等用具不洁而造成新生儿口腔、肠胃感染。

3. 严格按照奶粉包装上建议的比例用量冲调奶粉。

4. 新生儿奶粉冲调参考不同奶粉的冲调说明。

5. 两次喂奶中间，适当给新生儿补充水分。

6. 喂奶时，要指导产妇尽可能多地与新生儿进行目光交流，培养母婴感情。

7. 若喂奶时间长，奶水渐凉，其间应加温至所需温度，再继续喂养。

8. 由于新生儿体质存在个体差异，有些新生儿喂配方奶时，偶尔可能会出现过敏现象，因此，应根据新生儿的情况调整不同的配方奶。

【学生练习】

1. 情景模拟：学生 4 ～ 8 人一组，轮流扮演孕妇和护士等角色。

2. 以小组为单位进行演示操作和健康指导，教师进行指导和评价，并提出改进方法，下课后以小组为单位报告实训结果。

3. 条件合适者在医院的妇产科病房或新生儿科进行见习活动。

【实训报告】

操作项目		
项目名称		
操作定义		
操作目的		
操作评估		
操作前准备	护士	
	用品	
	环境	
	孕妇	
实施过程		
评价		
小组讨论		

实训 6　婴儿期保健指导

【实训目标】

1. 掌握婴儿期保健指导目的、方法与要点。
2. 掌握婴儿抚触的基本手法，能正确指导家长进行抚触。
3. 学会婴儿沐浴，能正确指导家长做好婴儿的沐浴护理。
4. 培养严谨的工作态度，以及护理过程中的细心和爱心。

【实训准备】

1. 物品：婴儿模型，抚触台、清洁衣物、纸尿裤、浴盆、热水，浴巾、大毛巾、小方巾，沐浴液、爽身粉、润肤油（露），体重秤。
2. 环境：关闭门窗，室温 28 ℃左右，抚触台温度 30 ℃以上，室内光线充足柔和，开启音乐。
3. 人员：穿戴整齐，修剪指甲，清洁双手。

【实训学时】

2 学时。

6.1　婴儿沐浴

【实训内容】

1. 沐浴前

（1）物品按需摆放，将新生儿抱置于平整的台面，解开包被，核对新生儿标牌、手腕带、核对床号、姓名、性别、日龄。

（2）在操作台上脱去新生儿衣服，按护理常规测量体重，检查全身情况并记录。然后用大毛巾包裹婴儿全身（保留尿布）。

（3）先在浴盆内放入 2/3 满的温热水，调试水温至 38 ～ 40 ℃，严格执行一人一巾，一用一消毒，不得交叉使用，后温热沐浴床垫。

2. 沐浴

（1）擦洗颜面部：用单层面巾擦拭眼（由内眦→外眦），更换面巾部位以同法擦拭另一眼、耳、脸部（额头→鼻翼→面部→下颌），禁用肥皂，根据情况用棉签清洁鼻孔。

（2）清洗头颈部：托抱起婴儿，左手托住婴儿枕部，手肘夹抱住婴儿躯干，左手注意堵住外耳道，手势为拇指和中指将双耳廓向前反折；右手用水淋湿头发，取少量洗发液搓出泡泡涂于头发上，清洗头、颈、耳后，用清水冲洗泡沫后擦干头发，安全地将婴

婴儿沐浴操作
视频

儿置于沐浴床上。

（3）解开大毛巾，去除尿布。左手握住婴儿左臂，肩部内侧，使其颈部枕于护士手腕；用右前臂托住婴儿左腿，右手握住婴儿左腹股沟，手掌托住婴儿臀部，轻轻将婴儿放于水中。

（4）清洗前侧：右手淋湿婴儿前侧，依次洗净颈下、前胸、腋下、腹部、手臂、手指，再洗大腿、小腿、会阴和脚。

（5）清洗后侧：左手抓牢婴儿，婴儿头部紧靠右手臂，左右手交接婴儿，随后清洗婴儿后侧，依次洗净颈后、背部、臀部、腿后侧。

3.沐浴后

（1）清洗完毕后，抱起新生儿至沐浴台上，用大毛巾包裹并吸干全身水分。

（2）脐部护理：准备一根干棉签和两根蘸湿 75% 乙醇的棉签，先用干棉签沾干脐部水分，再用湿棉签从中间向周围环形消毒至少两遍。

（3）换上干净的尿布和衣物，核对婴儿身份，整理用物，做好记录。

【注意事项】

1.沐浴应在喂奶前或喂奶后 1 小时进行，以防止溢奶或呕吐。

2.动作轻快，注意保暖，减少暴露，避免液体或者泡沫进入耳、眼内，头顶部有皮脂结痂时，不可用力清洗，涂抹液状石蜡浸润，次日轻轻去除结痂，再清洗。

3.沐浴过程中，通过语言和非语言方式（眼神、抚摸等），与婴儿进行情感交流。

4.密切观察婴儿的反应及全身皮肤有无异常。

婴儿沐浴操作
评分标准

6.2　婴儿抚触

【实训内容】

婴儿的抚触顺序为头→胸→腹部→上肢→下肢→背部→臀部，每个部位的动作重复 4～6 次，动作连贯，力度适中，每次抚触时间为 5～15 分钟，每天 2～3 次。

（1）头面部抚触：操作者两拇指从婴儿前额中央往两侧推压，再从下颌部中央向两侧以上滑动，使上、下唇呈微笑状，舒缓脸部紧绷，然后两手从前额发际抚向脑后，最后两中指分别停在耳后。

（2）胸部抚触：双手放在婴儿两侧肋缘，分别向对侧上方交叉推进，在胸部划一个大的交叉，以帮助婴儿顺畅呼吸。

（3）腹部抚触：按顺时针方向按摩，依次从婴儿的右下腹至上腹向左下腹移动，呈顺时针方向，脐部以上画半圆，脐部以下画"V"字，注意避开婴儿的脐部与膀胱。

（4）四肢按摩：抚触者用两只手轻轻抓住婴儿的一侧上肢，从上臂至手腕轻轻挤捏，然后从上至下搓滚，再用手指按摩婴儿的手掌和手指各关节，对侧上肢做法相同。按摩婴儿的大腿、膝部、小腿，从大腿至脚踝部轻轻挤捏，然后按摩脚踝及足部，用拇指从脚后跟按摩足底及脚趾各关节。

（5）背部按摩：将婴儿置于俯卧位，头偏向一侧，以脊柱为中线，双手平放于脊柱两侧，用双手大鱼际，从颈部向下滑动按摩至臀部，再从臀部向上推按，上下来回运动，然后用指尖轻轻提捏脊柱两侧的肌肉，用拇指指腹与示指、中指指腹对合，挟持脊柱两侧的肌肉，拇指在后，示指、中指在前。

【注意事项】

1. 抚触时先观看婴儿的皮肤情况。

2. 婴儿哭闹时，应暂停或终止抚触。

3. 抚触时动作要轻柔，不要在过热、过凉，或过饥、过饱时抚触，最好在沐浴后进行。

4. 抚触过程中，操作者应与婴儿进行语言和情感交流，密切观察婴儿的反应及全身皮肤有无异常。

5. 出生后第一天开始抚触，脐带脱落前避开脐部结痂部位，应绕开脐部按摩。

婴儿抚触操作
视频

【学生练习】

1. 情景模拟：学生 4～8 人一组，轮流扮演孕妇、家属、护士等角色。

2. 以小组为单位进行演示操作和健康指导。

3. 条件合适者在医院相关门诊进行见习活动。

【实训报告】

婴儿抚触操作
评分标准

操作项目		
项目名称		
操作定义		
操作目的		
操作评估		
操作前准备	护士	
	用品	
	环境	
	孕妇	
实施过程		
评价		
小组讨论		

参考文献 CANKAO WENXIAN

［1］陈丽霞.优生优育与母婴保健［M］.2版.北京：人民卫生出版社，2018.

［2］杨玉杰.母婴保健［M］.2版.北京：人民卫生出版社，2008.

［3］王瑞珍.母婴保健［M］.北京：科学出版社，2012.

［4］郑修霞.妇产科护理学［M］.6版.北京：人民卫生出版社，2017.

［5］蔡文智.妇产科护理学［M］.2版.北京：中国协和医科大学出版社，2013.

［6］王泽华，王艳丽.妇产科学［M］.8版.北京：人民卫生出版社，2018.

［7］程瑞峰.妇科护理［M］.北京：人民卫生出版社，2014.

［8］宋小青.优生优育与母婴保健［M］.北京：人民卫生出版社，2014.

［9］茅清，李丽琼.妇产科学［M］.7版.北京：人民卫生出版社，2014.

［10］黄美凌.妇产科护理学［M］.北京：中国协和医科大学出版社，2014.

［11］宋海燕.母婴保健［M］.北京：人民卫生出版社，2015.

［12］人力资源和社会保障部，中国就业培训技术指导中心.育婴员：基础知识、五级、四级、三级［M］.2版（修订版）.北京：海洋出版社，2013.

［13］黄惠清，饶静云.护理技能综合实训［M］.北京：人民卫生出版社，2015.

［14］崔焱，仰曙芬.儿科护理学［M］.6版.北京：人民卫生出版社，2017.

［15］王黎英.母婴保健［M］.北京：人民卫生出版社，2016.

［16］颜丽青.母婴保健［M］.3版.北京：人民卫生出版社，2015.

［17］王玉琼，莫洁玲.母婴护理学［M］.3版.北京：人民卫生出版社，2017.

［18］安力彬，陆虹.妇产科护理学［M］.6版.北京：人民卫生出版社，2017.

［19］王卫平，孙锟，常立文.儿科学［M］.9版.北京：人民卫生出版社，2018.

［20］任钰雯，高海凤.母乳喂养理论与实践［M］.北京：人民卫生出版社，2018.